普通高等学校体育专业教材

瑜伽教程

● 姜桂萍 编著

中国教育出版传媒集团
高等教育出版社·北京

内容提要

　　本书是在吸收瑜伽运动精华的基础上，结合作者25年瑜伽教学体会及50余年运动经验，根据学校体育教学及大众健身的需求，遵循人体运动科学原理以及人体运动学习规律创作而成。全书围绕瑜伽简介、瑜伽教学、瑜伽呼吸、瑜伽姿势、瑜伽冥想、不同人群瑜伽，以及瑜伽锻炼安全提示与范例指导等进行了全方位的讲授。全书图文并茂，生动形象，运用现代信息技术将标准瑜伽教学示范视频通过二维码链接融入本书之中，方便读者学练。本书既可作为各类高等院校瑜伽课程教材，也可作为个人瑜伽健身锻炼指导用书。

图书在版编目（CIP）数据

瑜伽教程 / 姜桂萍编著. -- 北京 : 高等教育出版社, 2023.10
ISBN 978-7-04-060651-5

Ⅰ. ①瑜… Ⅱ. ①姜… Ⅲ. ①瑜伽-高等学校-教材 Ⅳ. ①R161.1

中国国家版本馆CIP数据核字(2023)第110669号

Yujia Jiaocheng

策划编辑	汪 鹍	责任编辑	汪 鹍	封面设计	裴一丹	版式设计 徐艳妮
责任绘图	杨伟露	责任校对	王 雨	责任印制	沈心怡	

出版发行	高等教育出版社	网　址	http://www.hep.edu.cn
社　址	北京市西城区德外大街4号		http://www.hep.com.cn
邮政编码	100120	网上订购	http://www.hepmall.com.cn
印　刷	涿州市星河印刷有限公司		http://www.hepmall.com
开　本	787mm×960mm　1/16		http://www.hepmall.cn
印　张	12.5		
字　数	210千字	版　次	2023年10月第1版
购书热线	010-58581118	印　次	2023年10月第1次印刷
咨询电话	400-810-0598	定　价	32.00元

本书如有缺页、倒页、脱页等质量问题，请到所购图书销售部门联系调换
版权所有　侵权必究
物　料　号　60651-00

作者简介

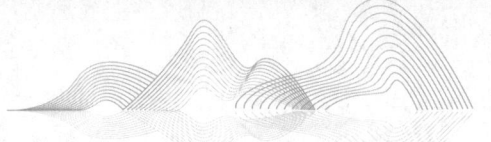

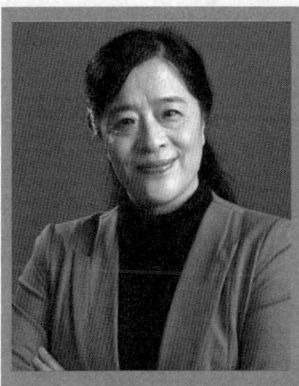

姜桂萍

教育学博士,曾留学海外,北京师范大学教授、博士生导师、教学名师
教育部教育质量监测中心学前儿童健康领域专家
国家级社会体育指导员,全国社会体育指导员协会理事
研究专长:运动与健康促进,运动与儿童发展促进

  自幼进行体操训练,而后从事专业舞蹈演员工作,从事身体运动训练50余年,担任高校教育教学工作亦有40载。不但有着丰富的全国统编教材主编经验,且在探索、创设首批国家级一流本科在线课程方面成果卓著。

  1997年承担俱乐部瑜伽教学,2002年在北京师范大学公共体育教学中开设"瑜伽"课程,深受学生的欢迎。20多年来,作为课程主讲教师完成了近40轮瑜伽课程教学工作,对这门课程有着许多独到的理解和体会。

  此外,还在运动与健康促进、运动与儿童发展促进等领域进行了多维度研究与实践。出版著作及教材10余部,主持国家级、省部级课题10余项,发表论文60余篇,在中央电视台开设运动健身讲座并出版健身作品10余部,创设"科学微运动"系列微课程,创设与主讲"体育舞蹈""运动与关节健康""时尚运动健康球"等在线系列课程,其中"体育舞蹈"获首批国家级本科在线课程认定。"运动与肩关节""运动与腰椎问题防治"荣登学习强国的"每日慕课",使数百万人受益。曾受国家体育总局之邀,在吸收中华传统秧歌舞蹈精华的基础上,依据科学运动原理主创了我国第一套健身秧歌。受中国社会体育指导员协会委托,原创并主讲了功能性健身舞系列、民族风格健身舞系列及科学运动与关节健康系列约150集科学健身指导公益微课程。

前 言

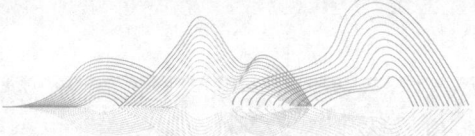

本书是在中共中央、国务院印发《"健康中国2030"规划纲要》的指导下，将瑜伽运动作为健康促进的运动手段，在吸收瑜伽运动精华的基础上，根据学校体育教学及大众健身的需求，结合作者25年瑜伽教学体会及50余年运动经验，遵循人体运动科学原理以及人体运动学习的规律创作而成。

本书获北京师范大学"十四五"教材立项资助。全书包括八章内容，第一章为瑜伽简介，对瑜伽运动的起源、发展、特点及其锻炼中的注意事项做了介绍；第二章为瑜伽教学，围绕瑜伽教学原则、方法等教学环节展开阐述；第三章为瑜伽与呼吸，对呼吸系统相关知识、瑜伽呼吸特点与锻炼功效及锻炼方法等进行了全面的介绍；第四章、第五章重点对瑜伽的基本姿势及特色姿势进行系统的介绍；第六章为瑜伽与冥想，对冥想的锻炼功效及方法等进行了讲解；第七章为不同人群瑜伽锻炼，介绍了儿童、老年人及久坐人群等不同人群瑜伽锻炼内容；第八章为瑜伽锻炼安全提示及范例指导，从安全性和实用性的角度为学习者提供了指导。

本书体系完善、内容成熟，注重理论联系实际，重视培养学生运用知识的能力，以实现知识传授、能力培养、价值引领的有机统一为编写目标。具体来说，本书的特色主要体现在以下几方面：

其一，结合瑜伽运动内外兼修的特点，不仅在理念上强调身体姿势、呼吸调理、意念引导三者合一，还将这一理念落实到具体的实践环节中。真正引导学生掌握瑜伽运动的精髓，切实促进学生身心健康发展。

其二，按照融媒体新形态精品教材的编写要求，运用现代信息技术将多个标准瑜伽教学示范视频通过二维码形式融入教材之中，以提高学习者的学习兴趣和效率。教材还配以生动形象的漫画和图片，使教材更加有趣、直观。

其三，以图文并茂、通俗易懂的方式解决瑜伽教学中的重点、难点问题。如瑜伽姿势锻炼中的呼吸配合，既是瑜伽教学中的重点问题也是其难点问题。书中不仅采用漫画、图片直观展现，且在表述中也善于运用各种形象比喻，通过由浅入深、深入浅出的讲授，帮助学生解决瑜伽教学中"只关注身体姿势练习，无法将呼吸配合落到实处"的问题。

其四，本书将古老的瑜伽传统理论与现代科学相结合，使深奥神秘的瑜伽更加贴近大众。例如，书中将传统瑜伽中的七轮理论，力求运用人体科学原理来解释，并落实到每一脉轮的具体练习之中，使古老的瑜伽传统理论更具有现代科学的指导价值。

其五，本着终身学习的理念，本书在编写中充分考虑到学生工作后乃至老年阶段的健康问题，编写了适用于不同人群的瑜伽锻炼内容，以满足不同人群的特殊需求。

其六，本书在编写中十分重视瑜伽锻炼的安全性、科学性及实用性。如在姿势练习中，不仅对典型动作进行了介绍，还对其简化练习和加大难度的练习方式都进行了介绍，便于学习者量力而行；此外，对锻炼中的安全问题也进行了重点提示；本书在最后还提供了日常瑜伽的范例教学，真正把学以致用贯穿全书。

姜桂萍负责全书的创作与编写，纪仲秋负责全书视频的设计、拍摄及剪辑，赵洁负责全书图片编辑、视频剪辑及文稿校对，张舒然负责全书百余幅原创漫画插图的绘制。

此外，本书的编写还得到了多方的大力帮助与支持：

感谢北京师范大学对本教材给予的资助与支持。

感谢竺悦甜、李明哲、冯练、陶薛如同学为本书动作示范图片拍摄给予的帮助。

感谢刘丽丽老师为本书图片拍摄给予的帮助。

感谢谭婧媛、马晓慧同学在本书编写过程中给予的帮助。

感谢高等教育出版社对本书出版的帮助与支持。

由于作者水平有限，书中难免存在不足之处，恳请读者批评指正。

姜桂萍
2023 年 4 月

目　　录

第一章
瑜伽简介　　　　　　　　　　　　　　　　　　　　1

第一节　认识瑜伽　　　　　　　　　　　　　　1
第二节　瑜伽锻炼注意事项　　　　　　　　　　2

第二章
瑜伽教学　　　　　　　　　　　　　　　　　　　　5

第一节　瑜伽教学原则　　　　　　　　　　　　5
第二节　瑜伽教学方法　　　　　　　　　　　　7

第三章
瑜伽与呼吸　　　　　　　　　　　　　　　　　　　11

第一节　呼吸相关知识　　　　　　　　　　　　11
第二节　瑜伽呼吸特点与锻炼功效　　　　　　　14
第三节　瑜伽呼吸基本方法与练习　　　　　　　16
第四节　瑜伽动态呼吸练习范例　　　　　　　　19

第四章
瑜伽基本姿势　　　　　　　　　　　　　　　　　　29

第一节　站姿瑜伽　　　　　　　　　　　　　　29
第二节　坐姿瑜伽　　　　　　　　　　　　　　49
第三节　跪姿瑜伽　　　　　　　　　　　　　　72
第四节　卧姿瑜伽　　　　　　　　　　　　　　82

第五章
瑜伽特色姿势　　　　　　　　　　　　　　　　　97

第一节　平衡姿势瑜伽　　　　　　　　　　　97
第二节　倒置姿势瑜伽　　　　　　　　　　　103

第六章
瑜伽与冥想　　　　　　　　　　　　　　　　　111

第一节　瑜伽冥想的功效与种类　　　　　　　111
第二节　瑜伽脉轮与冥想　　　　　　　　　　113
第三节　瑜伽脉轮与动态调理　　　　　　　　119

第七章
不同人群的瑜伽锻炼　　　　　　　　　　　　　127

第一节　老年瑜伽　　　　　　　　　　　　　127
第二节　久坐人群瑜伽　　　　　　　　　　　139
第三节　儿童瑜伽　　　　　　　　　　　　　145

第八章
瑜伽锻炼安全提示及范例指导　　　　　　　　　155

第一节　瑜伽锻炼前安全提示　　　　　　　　155
第二节　瑜伽热身及放松方法　　　　　　　　157
第三节　瑜伽锻炼范例指导　　　　　　　　　166

参考文献　　　　　　　　　　　　　　　　　　　191

第一章
瑜伽简介

第一节 认识瑜伽

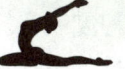

一、何谓瑜伽

瑜伽是梵文yoga的音译，其含意为"和谐"。瑜伽是起源于古代印度，流行于现代的一种健身方式。古代瑜伽注重"灵魂"的修炼，现代瑜伽更注重身体的锻炼，它将人体的"气""形""意"转化为具体的身体练习方式，通过呼吸、姿势、冥想（意念）三个环节，达到锻炼身体、延年益寿的目的。

瑜伽属于古印度哲学派别中的一系，关于瑜伽的记载最早出现在《吠陀经》的印度经文中，大约在公元前300年，瑜伽之祖帕坦伽利在《瑜伽经》中阐明了瑜伽有让人身体健康、精神充实的修炼功能，他提出的哲学原理也被公认为是通往瑜伽精神境界的里程碑。

古印度瑜伽修行者在大自然中修炼身心时，无意中发现各种动物与植物具有自愈、放松等能力，其在患病时能不经任何治疗而自然痊愈，于是古印度瑜伽修行者根据对动物及植物等的观察、模仿，创立出一系列身体锻炼方法，这些姿势的锻炼方法也叫体位法。

后来，瑜伽从印度传至欧美、亚太等国家，并在世界各国流传开来，世人对瑜伽的认识开始不断加深，瑜伽科学化的研究进程也不断加快，现代人将科学运动的理论与瑜伽练习方法相结合，使瑜伽在健身、减压、保健方面的作用逐渐显现，从而成为广受欢迎的运动健身方式。特别是在现今科学技术进步为人们带来便捷的同时，也使人的身体活动机会逐渐减少。因此，伴随着"文明病"逐渐增多的问题，瑜伽运动对现代人类的健康促进作用就越显突出。

二、瑜伽的特点

瑜伽的独到之处就是锻炼时强调呼吸、姿势、冥想（意念）三位一体，练习中注重三者之间的配合，将呼吸、冥想（意念）融入身体姿势的变化中。因此，瑜伽的特点主要体现在呼吸、姿势和冥想（意念）三个方面。

（一）呼吸

瑜伽的呼吸不同于人体的正常呼吸，人体的正常呼吸是无意识的，呼吸频率快，呼吸程度表浅。而瑜伽的呼吸是在意识控制下进行的，呼吸频率缓慢，呼吸程度深长。

（二）姿势

人在日常生活中离不开站、坐、卧等基本身体姿势，身体姿势的正确与否将直接影响到人的健康水平。瑜伽姿势通过独特的前屈、后伸、侧屈、扭转等动作方式，改善人体的身体姿势，调节人体的机能状态。

（三）冥想

冥想可解释为深沉地思索和想象。瑜伽中冥想练习是运用想象，调节心身、缓解压力、获得内心平和的良好方法。瑜伽冥想练习要求练习者专注于自己的身体、呼吸、意识等，通过自身感受，记住自己最理想的状态，从而体验心情平和、舒畅的感觉。

第二节　瑜伽锻炼注意事项

运动是把双刃剑，科学运动促健康，盲目运动致伤害。在瑜伽锻炼中因不科学的锻炼方式而引发的运动损伤也屡见不鲜。所以，在进行瑜伽锻炼前，首先要明确相关的注意事项。

瑜伽作为身体锻炼方式，其锻炼内容可谓丰富多样。锻炼者可根据自身的水平，选择不同难度的锻炼内容。瑜伽锻炼时对场地的要求也不高，不论是在家中，还是在运动场所都可开展。瑜伽锻炼也不受年龄、性别的影响，一般人都可以参与其中。所以说，瑜伽是现代人普遍认可的运动方式。

一、关于锻炼场所的注意事项

进行任何运动前首先要选择运动场所,尽管瑜伽锻炼场所的选择范围比较广,但在选择时也应注意以下事项:

瑜伽锻炼既可在室内进行,也可在室外进行。若在室内练习,应注意室内环境是否具备卫生、舒适、宽敞、明亮、空气流通性好等要求,并注意远离有棱角的家具等,为锻炼留有足够伸展的安全空间。

若选择在室外练习,则应注意避免大风、寒冷、太阳直射、空气污染等。锻炼的地面也要求平坦、光滑、软硬适度。最好在垫子上进行练习,这样既可防滑又可缓解地面的过硬状况,保护人体安全。

二、关于锻炼时的服装要求

进行瑜伽练习时应选择宽松、柔软的运动服装。冬天的服装既要有保暖效果,又不能妨碍身体的活动幅度,并便于脱换;夏天的服装要有良好的通透性及吸汗性能。

瑜伽锻炼一般不宜穿鞋底较硬的运动鞋,根据气候的不同可选择赤脚、穿袜子或软底鞋进行锻炼,鞋、袜的选择既要注意其保暖性,更要注意其底部的防滑性能。

三、关于锻炼与进食的时间要求

瑜伽锻炼不建议在餐后立即进行,因餐后胃肠饱胀,会妨碍身体的活动,另外,餐后即刻运动也会影响胃肠的消化功能,久之易引发疾病。一般在进食后1小时左右练习为宜。

很多人喜欢在清晨或傍晚进行瑜伽锻炼。清晨锻炼在空腹状态下便于运动,但也要注意防止因血糖过低而发生眩晕,为此,清晨运动前可适度补充营养物质,避免低血糖现象的发生。

四、关于锻炼前的热身要求

热身是身体运动开始前的必要环节。通过热身练习可以提高肌肉温度,克服肌肉组织的黏滞性,增加肌肉、韧带的伸展性和弹性,预防运动损伤的发生。热身练习能够提高内脏器官的机能水平，以适应身体剧烈运动的需要。热身练习还可以提高神经系统兴奋性，使大脑皮质处于最佳的兴奋状态，从而使运动锻炼达到事半功倍的效果。

瑜伽中的热身练习，一般从人体末端关节的活动开始，如腕、踝、颈、肩的练习等。另外，瑜伽中的很多姿势练习也可用来热身，如手臂伸展练习、单臂风吹树练习、腰躯旋转练习等，"拜日式"的连续练习被视为瑜伽中较好的热身方式。总之，在瑜伽练习之前必须做好热身练习。

五、关于锻炼中的程度要求

瑜伽锻炼时一定要遵循量力而行、循序渐进的要求。瑜伽练习中的很多内容，对练习者的柔韧性都有一定的要求。练习者要根据自身的柔韧程度，选择适合的强度进行练习，以免因超出自身承受限度而造成损伤。在做拉伸练习时，当感到身体稍有酸痛但还能忍受时，可稍坚持一下，这样既可达到伸展的目的，又不易造成对身体的伤害。一些对肌肉力量要求较强的练习，也要根据自身情况量力而行，循序渐进地增加练习的难度与强度，防止片面追求动作难度、身体柔韧度而造成运动损伤。

六、关于锻炼后的放松

锻炼结束后的放松练习也是瑜伽锻炼中不可缺少的重要环节。放松练习可以帮助练习者放松身心、缓解疲劳，还可以调节中枢神经系统活动，使紧张痉挛的肌肉群得以舒展。由于肌肉张力常受意识的影响，因此在做瑜伽放松练习时应运用暗示，通过语音引导，使意念集中在身体的某一部位，感受身体的松弛。瑜伽放松练习一般采用仰卧姿势，通过呼吸调节、意念引导及冥想进行。

第二章
瑜伽教学

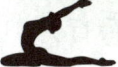

教学是由教师的教和学生的学所组成的人才培养活动。瑜伽教学主要是围绕如何让学生顺利掌握科学的瑜伽运动方法,进行瑜伽锻炼而采取相关教学手段和方法的活动过程。

第一节　瑜伽教学原则

教学原则是根据一定的教学目的和任务,遵循教学过程的规律而制定的对教学的基本要求,是指导教学活动的一般原理。教学原则在教学理论中占有特别重要的地位。在瑜伽教学中,教师在明确瑜伽教学过程的特点、认清瑜伽教学规律的基础上,必须研究和掌握瑜伽教学活动中应遵循的教学原则。

一、循序渐进原则

循序渐进是指在学习或工作中,按照一定的步骤逐渐深入或提高。在体育教学中,循序渐进是指教学内容、教学方法和运动负荷等安排,按照由易到难、由简到繁的顺序逐步深化提高,使学生系统地掌握基础知识、技术、技能和科学的锻炼方法。

在瑜伽教学中,循序渐进原则是指按照瑜伽运动规律及人们对瑜伽动作的掌握规律而进行的教学原则。如进入瑜伽练习的准备活动时,应按照人体运动规律由末端环节到中心环节逐渐深入地进行,按照从头颈部到手指,再到手臂,从脚趾到腿部,再到躯干这样的顺序展开。又如学习瑜伽呼吸时,也应从静态呼吸到动态呼吸逐渐深入进行。再如肩肘倒立这个动作的教学，应首先教授从坐姿开始的后倒滚动，通过反复练习，让学生体会在后倒滚动时身体肌肉的本体感觉，然后再去感受腿的制动与上伸的控制时机，之后再体会手托腰、肘撑地时躯干控制的身体空间位置的感觉。另外，对于身体肌肉控制能力暂时达不到要求的，可以降低动作难度，如先做屈膝的肩肘倒立，这样通过缩小阻力臂，降低动作难度，待能力提高后再进行标准的肩肘倒立完整动作。总之，进行瑜伽教学时切不可一味追求高难度的动作，应该遵循循序渐进的原则，逐步提升动作难度及幅度，若急于求成，易造成身体的损伤。

二、量力而行原则

量力而行是指按照自己能力的大小去做事，不要勉强。在瑜伽教学中，量力而行原则是指要根据学生的年龄、身体状况等具体情况指导他们掌控动作难度、幅度及肌肉用力的程度。教会学生运动时做到不盲从、不强求，尊重自身状况逐渐前行，避免因盲目运动而造成运动伤害。

所谓不盲从就是不盲目模仿宣传海报上的动作或其他同学可以完成的动作。运动前一定要了解自己关节的伸展度、灵活性，自身肌力的状况，在自己身体允许的范围内进行运动，避免产生运动损伤。

所谓不强求就是尊重自己身体的感受，倾听自己内在心声，不强求超出身体的承受力去进行瑜伽动作练习，真正做到科学锻炼。

瑜伽教学时，一定要让学生了解个体之间的差异性，不要盲目攀比，每个人尽自己最大的努力即可。运动时不可操之过急，更不可超出自己身体的可承受范围。另外，对一些已经出现不同程度的腰椎间盘突出、骨性关节炎及心脑血管等方面问题的学习者来说，更要慎重行事，一定要在医生允许的情况下，再进行运动。

三、内外合一原则

人是身心协调发展的整体，表现为"神""气""形"协调统一。瑜伽教学中的内外合一的"内"即指人的神与气，"外"即指人的外形，内外合一也就是指内在的意念、呼吸与外在动作的统一。瑜伽教学中强调内外合一即身心合一，讲究意念、呼吸、动作三者融合，强调身体动作的练习应在意念引导、呼吸配合的基础上完成，而不能一味地强调身体动作的难度。个别媒体往往通过一些高难度的身体动作，甚至超出人体极限的动作来博人眼球，并将其作为宣传热点，误导人们在进行瑜伽锻炼时，过分追求高难动作及新异动作，却忽略呼吸、姿势、意念三者合一的锻炼效果。更为严重的是一小部分人因过度追求瑜伽动作的难度、新异刺激，造成了身体的损伤。因此，在瑜伽教学中，一定要强调内外合一原则，避免因过分追求外在的高难动作而出现不必要的损伤。

四、学以致用原则

学以致用是一条重要的教育原则和主张，也是人类教育史上最重要的教育思想之一。

在教育教学实践中，要正确处理好"学"与"用"的辩证关系。首先，必须明白学是用的前提和条件，没有学就谈不上用；其次，用是学的最终目的和归宿，学是为了用；最后，还要懂得以用促学。本课程中的"学"主要是指学生在瑜伽课堂教学中获取瑜伽运动知识、掌握健身要领的过程；"用"主要是指将课堂中所学习到的瑜伽知识及技能作为促进自身健康之所用，同时也用于缓解紧张的学习、工作压力，促进心理素质的提升。

例如，有学生因长期久坐，出现了肩颈僵硬、腰背酸痛的问题，那么在教学中就应该重点强调哪些瑜伽练习可以解决上述问题，如何在日常生活中运用这些瑜伽锻炼方法。再如，有些学生因学习压力过大而出现睡眠问题，在瑜伽教学中就要介绍呼吸及冥想练习在缓解压力、调节神经系统方面的作用，并将具体的锻炼方法有针对性地介绍给有需求的学生，通过跟踪指导，切实发挥其作用，真正做到学以致用。

第二节 瑜伽教学方法

教学方法是教师为了完成教学任务，实现教学目的，在教学过程中所采用的一系列方法措施。瑜伽教学方法就是为完成瑜伽课程的教学任务而采用的办法和措施，是教师引导学生掌握瑜伽的知识技能、获得身心发展的教学手段。

在瑜伽教学中，常用的教学方法有：

一、示范法

根据瑜伽的特点，在教学中应多采用整体示范法和多媒体示范法，使学生了解动作的整体结构。在教学中要取得较好的教学效果，运用示范法时应注意以下几点：

1. 示范应明确目的、突出重点

示范要有明确的目的，根据教学任务、教学步骤和学生的具体情况，安排示范的时间、速度、重点。例如，在新授教学时，要先做一次完整的、正常速度的示范，给学生建立完整的动作概念，建立正确的动作表象。而以掌握动作某一部分为目的时，可以做重点示范，并放慢示范动作速度。为了显示动作的关键或难点，还可以做分解示范。

2. 示范动作要求正确、熟练、优美、合理，并具有感染力

通过这种准确、熟练、轻快、优美的标准示范动作，给学生建立一个完美的动作形象。

3. 示范应注意位置和方向

为使每个学生都能够看清教师的示范动作，示范时应注意所站位置和示范方向。教学中可选择正面、侧面、背面或斜面示范。示范时要根据学生人数和具体动作的特点，选择示范的位置。例如，介绍完整动作时，教师可面向学生，采用镜面（正面）示范，既保证学生可以看清教师的示范，同时也便于教师观察学生的情况。再如，当带领学生共同完成练习时，教师可采用背面示范，以便学生在模仿中顺利完成所学动作。另外，对一些动作结构特别复杂的动作，教师还可以采用多面示范进行教学，并注意示范面的转换方式和时机。

二、讲解法

讲解法是教学中运用语言的一种最主要、最普遍的教学形式。它是指教师用语言讲述动作概念、锻炼功效、练习方法、动作顺序、呼吸配合、意念引导、注意事项等，以指导练习者掌握瑜伽技能的方法。

1. 讲解要有针对性

讲解要针对所教授动作的特点及学生情况，有的放矢地进行。例如，在瑜伽姿势教学中，首先要讲解动作名称及渊源、完成动作的方法和练习时呼吸配合的要领。又如，当动作方法、呼吸配合均掌握之后，应讲解在完成动作过程中如何用意念引导动作，从而使学生真正体会呼吸、姿势、意念融为一体的感

觉。当发现普遍性问题时应集体讲解，出现个别问题时以个别讲解为宜。

2. 讲解内容既科学又要符合学生的实际

例如，在讲解瑜伽具体的体位动作时，应首先介绍此体位锻炼时所涉及的肌肉、关节的结构与功能，再讲解此体位动作的教学方法及锻炼时的注意事项。再如，在讲授瑜伽各轮穴的冥想与调理时，必须从人体科学的角度讲述各轮穴的功能，深入浅出地将较难理解的内容，以简单、科学的话语传授给学习者。

3. 讲解应少而精，并正确使用术语

瑜伽的教学主要以身体练习为主，讲解时间不宜过长，要精讲多练，主要讲学习的重点、难点和关键。语言要精练准确，表述要清楚。要以最短的时间，争取最好的讲解效果。

4. 讲解要形象、生动，富有启发性

例如，讲授瑜伽树式时，要让学生想象树根扎入泥土的感觉，脚趾分开用力抓地，脚跟用力向下，腿部、躯干要像树干一样挺拔、坚固。

5. 要注意讲解的时机和效果

在瑜伽教学中，大部分时间是组织学生进行练习，教师要针对具体情况，恰到好处地用简短的语言予以提示。

6. 提示语要柔和、缓慢

在瑜伽课堂上所采用的音乐较为柔和、缓慢，练习过程中也应采用轻柔、缓慢的语言进行提示。

三、完整法

完整法是从动作开始到结束，不分阶段和段落，完整进行教学的方法。

在教简单的瑜伽动作或比较容易掌握的瑜伽动作时，可在教师的带领下完整地进行练习。

在教比较复杂的瑜伽动作时，应突出重点，掌握动作的基础部分后，再关注动作的细节。在教学的开始要让学生先粗略地掌握整个动作过程，而后逐步突出动作的主要环节，进而要求学生注意动作的细节，以便准确地掌握动作。教师要明确动作的主要环节和细节，在学生完整练习的过程中，适时提出要求。

在开始进行完整瑜伽教学时，可先降低动作要求，或采用相应的手段降低动作难度，如降低完成动作的速度、放慢动作的节奏、在口令下完成动作等。

待学生较为熟练地掌握之后，再恢复动作的难度和要求。

四、分解法

分解法是指把完整的动作合理地分成几个部分或几个段落，然后按部分逐次进行教学，直至最后比较完整地掌握动作的教学方法。

动作分解要根据动作结构的特点，准确地分成几个部分，以不影响动作的结构和动作的连贯性为前提，并考虑学生的水平和接受能力。

要使学生明确动作各部分在完整动作中的位置、作用及与其他各部分动作的联系，为连接下一个动作做准备。

运用分解法的时间不宜过长，应与完整法结合起来运用。要避免分解的时间过长，形成分解的动力定型，从而破坏整个动作的连贯性，影响完整动作的掌握。

完整法与分解法在实际教学中是紧密配合的，运用分解法时，应积极创造条件使学生完整掌握动作，也可以对动作的某个环节进行分解教学。两种方法是分中有合，合中有分，成为完整—分解—完整的过程，并根据教材特点、学生情况、学习时间等因素合理运用。

第三章
瑜伽与呼吸

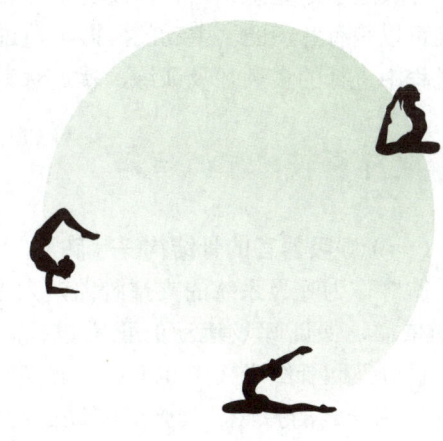

第一节 呼吸相关知识

一、关于呼吸

呼吸是人类与生俱来的生命活动，人自出生的那一刻起就离不开呼吸，并一直伴随着呼吸走到人生的尽头。

呼吸是生命体与外界环境进行气体交换的过程，即将气体吸入和呼出的过程。正常状态下，人的呼吸率为12~20次/分，女性略快于男性。

吸气是指将空气吸进肺的过程，吸气的幅度不同，吸入的空气量也不同（图3-1-1）。

呼气是将肺内的气体排出体外的过程。呼气的幅度决定了呼出气体的多少（图3-1-2）。

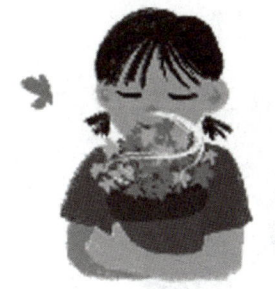　　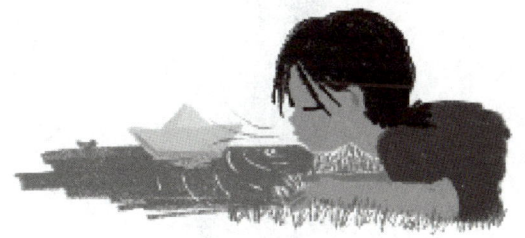

图3-1-1　吸气示意图　　图3-1-2　呼气示意图

呼吸通常是无意识的、自发的。呼吸也会受到意识行为和情感的影响，所以又可以是有意识的、主动的，即可通过多种方式对呼吸进行干预。在瑜伽锻炼过程中进行的多种呼吸训练，就是对其进行有意识的、主动的干预过程。

二、关于呼吸器官的结构

（一）呼吸器官的骨结构——胸廓

胸廓作为呼吸系统的支撑骨骼，为呼吸系统提供坚强的依靠，保证呼吸运动的正常进行。胸廓由脊柱胸段、肋骨及胸骨组成（图3-1-3）。肋骨因其肋软骨的存在而具有一定的弹性，其弹性有助于呼吸运动的进行；胸骨位于胸廓正中，是一块扁形的骨，其形状类似短剑，其末端被称为剑突；脊柱位于胸廓的后端，脊柱的活动也影响着肋骨的活动。

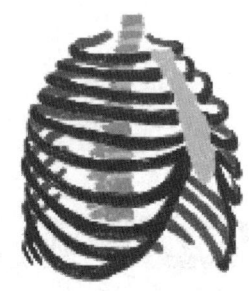

图3-1-3　胸廓示意图

（二）呼吸系统

呼吸系统包括呼吸道和肺。

呼吸道（图3-1-4）是指呼吸时气体流通的管道，包括气体到达肺泡之前所经过的鼻腔、咽、喉咙、气管、支气管和肺部器官。吸气时，外界的空气通过呼吸道进入肺内，呼气时，肺内的气体通过呼吸道排出体外。

肺（图3-1-5）处于胸腔内，左右各一，和支气管相连。肺由许多肺泡构成，肺泡是血液和空气会合的地方。在肺部，来自右心房的含有二氧化碳的静脉血经肺动脉到肺泡内进行气体交换，转化成含有氧气的动脉血，然后流向左心房，并通过左心室泵流向全身。

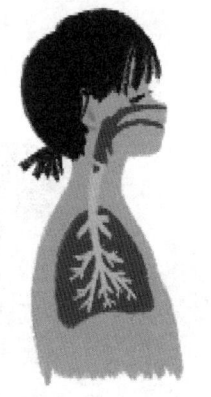
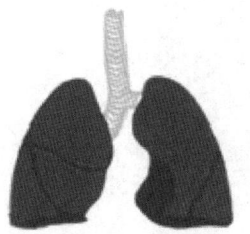

图3-1-4　呼吸道示意图　　　　图3-1-5　肺示意图

（三）呼吸运动的主要肌肉——膈肌

膈肌（图 3-1-6）位于肺的下部，其就像一床棉被覆盖在腹腔器官的上部，从而将胸腔和腹腔分隔开。膈肌穹顶的顶点略高于胸骨的剑突，膈肌在人体惯用呼吸方式中，发挥着泵一样的作用。尽管人体许多肌肉都参与呼吸运动，但膈肌是其中最主要的肌肉，人体惯用的呼吸方式大都依靠膈肌的上升和下降（图 3-1-7）来实现。

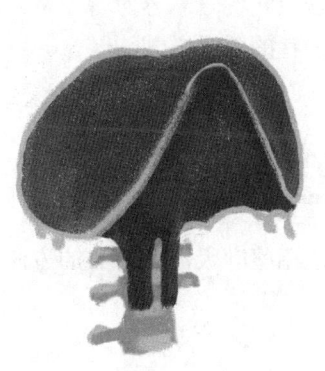
图 3-1-6　膈肌的形状

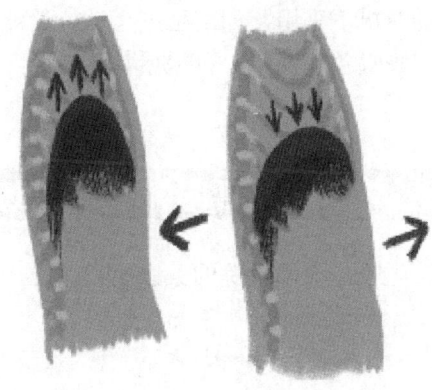
图 3-1-7　膈肌在呼、吸过程中的状态

吸气时，膈肌收缩，膈肌顶部下降，器官像海绵一样受到挤压，其弹性阻力使膈肌更加有力。随着吸气程度的加深，器官为避免受到挤压，开始向下和两侧移动，腹部在向前移动的同时还会横向扩展。所以，出现了深吸气时腹部向外鼓起的体表特征。呼气时，膈肌舒张，膈肌顶部回升，使胸腔容积缩小，从而有助于肺内气体排出。脊椎的位置虽然限制了膈肌的后移，但在吸气期间脊柱也能稍加伸展，有助于更好地呼吸。另外盆底肌等也可随着呼吸节奏进行调整。

三、关于呼吸动作与方式

（一）呼吸动作

呼吸的主要动作可分为胸式呼吸和腹式呼吸，两类呼吸动作的呼吸过程各具特点。胸式呼吸主要体现在肋部的活动，即吸气时肋部打开，呼气时肋部闭合；腹式呼吸主要体现在腹部的活动，即吸气时腹部隆起，呼气时腹部回缩。

这两种呼吸动作对应于不同的活动方式，适用于不同的需求，并没有优劣之分。

（二）呼吸的基本方式

呼吸的基本方式可分为鼻式呼吸和口式呼吸。当用鼻子进行呼吸时，就称为鼻式呼吸；当主要运用口腔进行呼吸时，就称为口式呼吸。进行鼻式呼吸时，在鼻毛和鼻黏膜及黏液中抗菌酶的作用下，吸入空气的温度和湿度会得到提高，还可以使得吸入的部分灰尘得到清除，因此鼻式呼吸是比较好的呼吸方式。用口式呼吸，可以轻而易举地进行深呼吸，适合在短时间内要吸入大量空气的情况下采用，如高强度运动、游泳、唱歌或吹奏管乐器时等。鼻式呼吸和口式呼吸各有优势，可根据具体情况，选择适宜的呼吸方式。

第二节 瑜伽呼吸特点与锻炼功效

呼吸是瑜伽锻炼的关键所在，是一种通过调整呼吸净化身心的方法。

一、瑜伽呼吸的特点

（一）瑜伽练习中的呼吸是在意念引导下进行的

常态下，人的呼吸是无意识的，而瑜伽练习中的呼吸运动是在中枢调节和控制下进行的。呼吸深度、呼吸频率、呼吸形式及身体状态等都是在意识引导下进行的，所以由意念引导呼吸是瑜伽锻炼的关键。

（二）瑜伽呼吸强调膈肌的参与

人体的胸腔、腹腔是由膈肌隔开的，运动中采用以膈肌升降运动为主的方式，通过膈肌收缩增大胸腔、腹腔的容积，增加呼吸深度，提高肺通气量，有助于内脏器官的健康。

（三）瑜伽的呼吸要求深长、缓慢，从而更好地吐故纳新

自然呼吸时，一般只使肺的中上部气体进行交换，而肺底部仍残留着陈旧气体，从而为机体内细菌的滋长创造了条件，使人体的抵抗力下降。而通过瑜伽深长而缓慢的呼吸，可以使肺部沉淀的气体尽量排出体外，从而净化体内环境，深层次的吐故纳新，有助于提高身体机能。

（四）进行瑜伽练习时，要求呼吸与肢体动作密切配合

这也是瑜伽练习区别于体操等练习的重要特点之一。在瑜伽练习中强调呼吸与身体动作的配合，如当肢体向上运动时吸气，肢体向下运动时呼气，躯体

后伸时吸气，躯体前屈时呼气等。总之，呼吸是瑜伽锻炼的中心环节，它使意念与呼吸配合、精神与身体结合，从而更深入地放松身体和精神，增加人体活力。

二、瑜伽呼吸的锻炼功效

（一）调整神经系统的机能

瑜伽呼吸可以很好地缓解压力，瑜伽呼吸要求深沉、缓慢，而深呼吸具有很好的稳定情绪的作用，进而消除紧张与压力。人的正常呼吸由自主神经所支配，当人处于轻松平静的状态时，呼吸是均匀的，身体也相对和谐、柔软。一旦身体受到外界刺激时，就会影响呼吸的速率，产生呼吸紊乱现象。例如，当心情激动时，呼吸会变浅，短促而激烈，神经兴奋，若将呼吸平稳下来，心情也能随之安定下来。瑜伽呼吸练习是将注意力完全放在对自身呼吸的调节上，在意念的引导下通过调节呼吸的深度、频率，起到放松心情、稳定情绪、减缓压力的效果。因此，瑜伽呼吸方法现已成为缓解压力的主要治疗方法。

（二）提高呼吸系统机能

瑜伽呼吸锻炼可改善肺通气及血液供应状况，提高肺换气效率。肺换气功能的改善得益于瑜伽运动呼吸形式对呼吸膜的牵拉作用。呼吸与体位配合可牵拉肺泡，增加肺泡通气面积，缩短气体弥散距离。瑜伽呼吸是在中枢调控下的腹式深呼吸，是促进血液回流的"泵机制"，腹压减少时则血液流入腹腔增多，对腹腔器官发挥按摩作用。在腹压增加时，腹腔静脉受压，外周静脉压提高，血液回心加速，肺循环血流量增加。瑜伽运动中深而慢的完全呼吸，可有效增加肺泡气体的氧含量，降低二氧化碳含量，对肺动脉高压状态有改善作用。总之，瑜伽呼吸练习可以增强肺通气和换气功能，提高机体对氧的摄入和利用，缓解肺动脉高压状态，提高呼吸系统机能水平，促进人体健康。

（三）促进内脏器官的健康

由于练习瑜伽时呼吸加深，膈肌大幅度上下移动，腹肌大幅度运动，对内脏器官有按摩作用。吸气时，肺部得到扩张，膈肌下降，对胃肠进行按摩，促使胃腺分泌液增多，消化机能加强，胃肠消化功能得到良好的改善。在呼气时，腹部收紧，膈肌上移，又会轻轻按摩心脏。膈肌的收缩运动，会影响到淋巴系统内体液的流通，能够排除体内毒素、增强抵抗力，促进人体健康。

第三节 瑜伽呼吸基本方法与练习

一、呼吸的基本方法

在瑜伽中有最为基本的呼吸方法,即按照呼吸部位划分的分段式方法,包括胸式呼吸法、腹式呼吸法和完全式呼吸法。

(一)胸式呼吸法

胸式呼吸法是胸和肋向外、向上扩张,同时两肩也向上抬升以帮助胸廓扩张,外界空气便吸入肺内而完成吸气,然后胸、肋复还原位,两肩下沉使胸廓缩小,肺内储气便排出体外而完成呼气,通过肋部一张一缩而进行的呼吸(图3-3-1)。

(二)腹式呼吸法

腹式呼吸法是一种腹部向内、向外运动的呼吸,是通过位于胸部和腹部交界处的膈肌上下移动而完成的呼吸。呼吸时膈肌收缩,腹部随之起伏,它是以膈肌活动为主的呼吸方式。吸气时,腹部慢慢鼓起,吸气越深,腹部鼓起越高。随着腹部扩张,膈肌下降。呼气时,腹部向内收,尽可能把所有气体排出体外,以腹部为气体运行中心。这种呼吸比较深长,能使心情安静、舒缓、放松。从人体生理特征来说,腹式呼吸可以加深和加大肺活量,对瑜伽初学者来说,采用此种方法呼吸较为适宜。在练习瑜伽休息术时,可通过意念导引呼吸,将气体缓慢传递到小腹而进行腹式呼吸锻炼(图3-3-2)。

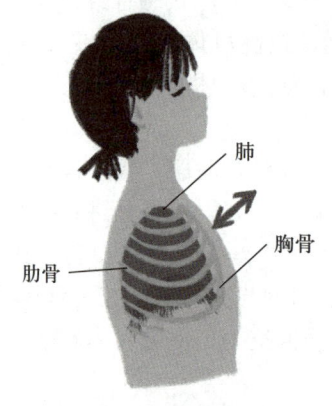

图3-3-1 胸式呼吸肌肉用力示意图

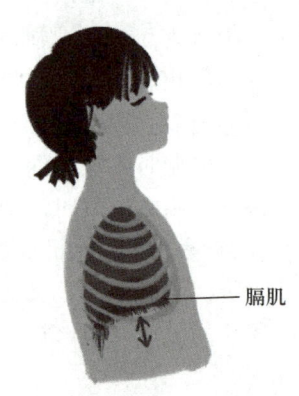

图3-3-2 腹式呼吸肌肉用力示意图

（三）完全式呼吸法

完全式呼吸法是胸式呼吸法和腹式呼吸法结合起来完成的呼吸方法（图 3-3-3）。

二、瑜伽呼吸练习的步骤

瑜伽呼吸的最大特点是有意念地呼吸，可在自然呼吸的基础上进行，其练习步骤如下：

（一）呼吸练习步骤

（1）坐姿或仰卧，闭上双眼，放松全身，完全用意念引导呼吸过程。

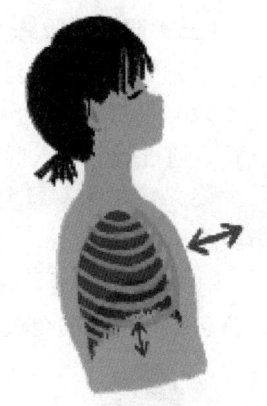

图 3-3-3　完全式呼吸肌肉用力示意图

（2）体会吸气时清凉的空气从鼻腔进入、呼气时温暖的气体从鼻腔排出的过程。

（3）意守咽部，感觉呼吸时气体通过咽部上端一出一进的过程。

（4）意守胸部，感觉呼吸时气体进出于气管和支气管的过程。感觉呼吸时气体进出于肺部，感受肺部的扩张和收缩。

（5）意守胸骨，体会胸骨随着呼吸起伏的过程。

（6）意守腹部，体会腹部在吸气时鼓起、呼气时落下的过程，最后，由意念导引，体会气体从鼻孔到腹部的整个呼吸过程。

（二）胸式呼吸练习步骤

（1）取仰卧或舒适的冥想坐姿，放松全身。

（2）吸气时，感觉清凉的气体进入鼻腔，气体通过咽喉进出于气管和支气管，直到肺部。感受肺部的张与弛，体会胸骨随着吸气而升起的过程。

（3）呼气时，慢慢地放松胸腔，感觉胸骨向下的过程，气体再沿着原通道，即肺、气管、咽喉、鼻腔排出（图 3-3-4）。

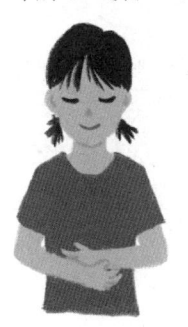 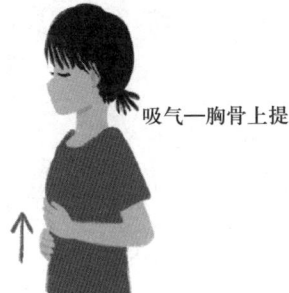 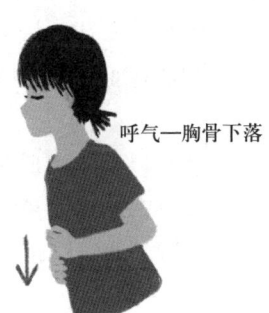

吸气—胸骨上提　　　　呼气—胸骨下落

图 3-3-4　胸式呼吸示意图

（三）腹式呼吸练习步骤

（1）取仰卧或舒适的冥想坐姿，放松全身。

（2）吸气时感觉到清凉的空气进入鼻腔，气体通过咽喉进出于气管和支气管，通过胸部吸入腹部，此时膈肌下移，腹部鼓起。

（3）呼气时，最大限度地收腹，气体再沿着原通道，即肺、气管、咽喉、鼻腔排出。

（4）循环往复，保持每次呼吸节奏一致，并细心体会腹部的一起一落，用意念引导呼吸的全过程（图3-3-5）。

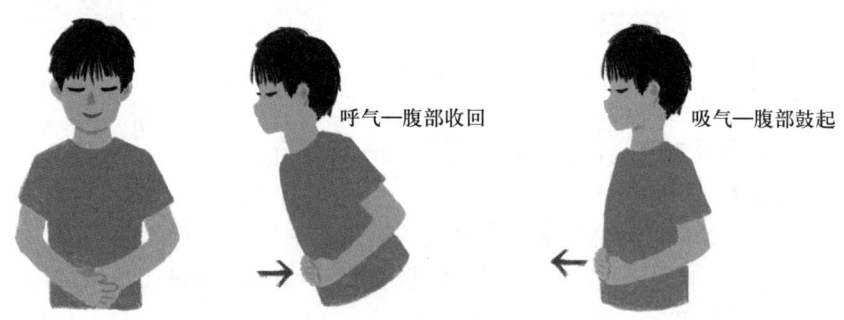

图 3-3-5　腹式呼吸示意图

（5）重复以上步骤反复练习。

（四）完全呼吸法步骤

（1）取仰卧或舒适的冥想坐姿，放松全身。

（2）先轻轻吸气，吸气时感觉到清凉的空气进入鼻腔，气体通过咽喉，进入气管和支气管，再通过胸部，吸到腹部，当这个区域已饱满时，接着开始充满胸腔的下半部，渐渐地再充满至胸腔的上半部，尽量将胸部吸满，扩张至最大的限度。

（3）呼气，先放松胸部的位置，再放松腹部的位置。

（4）用收缩腹部肌肉的方式结束呼气，这是为了确保将肺部的气体完全排出。

（5）重复以上步骤反复练习（图3-3-6）。

瑜伽练习中还有很多呼吸控制方法，如风箱式调息、圣光调息等。由于上述方法需要较高的控制技巧，本章暂不一一介绍。

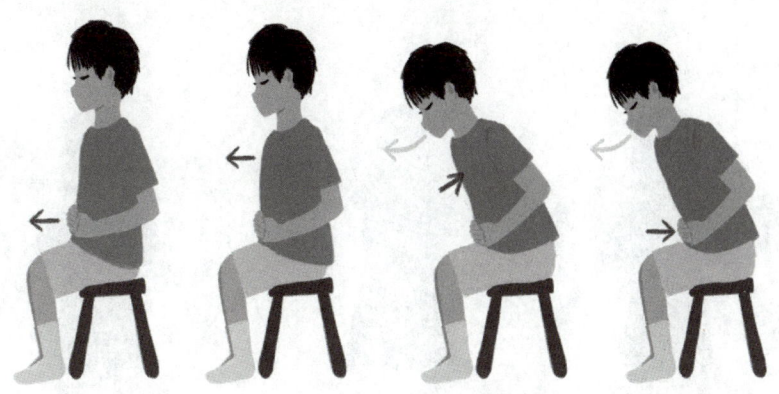

图 3-3-6 完全式呼吸示意图

第四节 瑜伽动态呼吸练习范例

进行瑜伽锻炼时，我们强调呼吸与整个机体活动的相互配合，正确的呼吸对挑战身体极限发挥着重要的作用。本节主要总结姿势练习中瑜伽配合呼吸的基本规律并结合典型动作范例进行指导。

一、身体姿势与呼吸配合的基本规律

进行瑜伽锻炼时要有意识地让呼吸来引领每个动作，从而达到呼吸与身体姿势的结合。呼吸与身体姿势的正确结合，是瑜伽练习的重要基础。

身体姿势与瑜伽动态呼吸配合的基本规律总结如下。

（一）肢体进行上下运动时的呼吸配合规律（图 3-4-1）

当肢体向上运动时，配合吸气；当肢体停留在某一姿势时，配合自然呼吸；当肢体向下运动时，配合呼气。

由于呼吸是一个自动调节的过程，一般情况下人们并不会意识到自己的呼吸频率、呼吸深浅等。但在瑜伽锻炼中，为了让呼吸与运动更好地配合，就得专注于呼吸与动作两者的协调。因此，呼气与吸气就不再是一个自动调节的过程，而成为一个有意识的过程。

肢体进行上下运动时的呼吸配合规律，是进行瑜伽锻炼时最基本的规律，吸气与呼气的长度，会决定肢体向上或向下运动的时间长度。

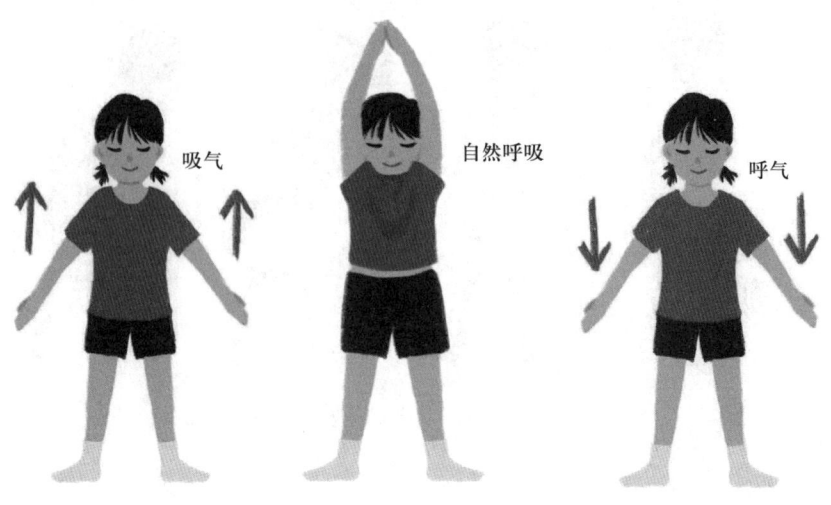

图 3-4-1　肢体动作与呼吸配合示意图 1

（二）肢体收缩、伸展时的呼吸配合规律（图 3-4-2、图 3-4-3）

当肢体收缩运动时，配合呼气；当肢体伸展运动时，配合吸气；当肢体停留在某一姿势时，配合自然呼吸。

在瑜伽锻炼过程中，通过有意识地引导呼吸，可以更好地强化呼吸与动作之间的自然结合。在呼气的时候，通过肋骨下降、膈肌上升，从而产生腹部收回的动作，在练习肢体收缩动作时，为了让自然呼吸更深，采用呼气的方式会更有利于动作的效果。结合呼吸与动作规律，练习起来就可以更自如。在此我

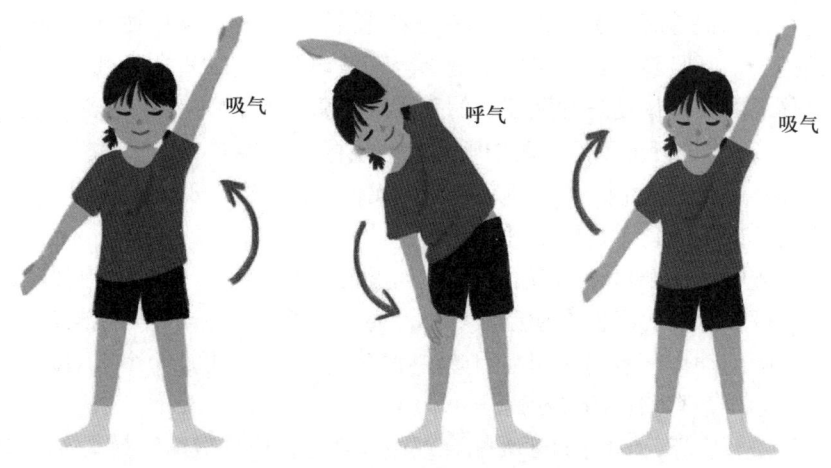

图 3-4-2　肢体动作与呼吸配合示意图 2

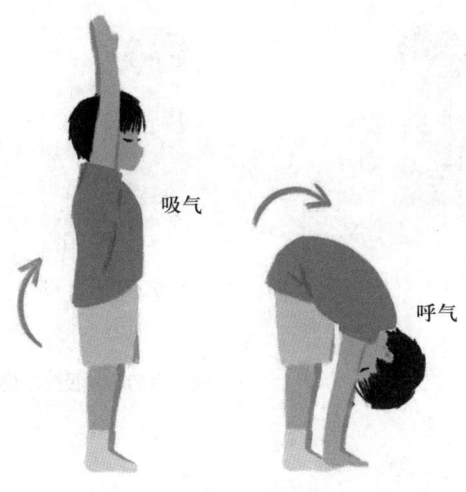

图 3-4-3 肢体动作与呼吸配合示意图 3

们可以将身体比喻成一个充满气体的塑料袋,当塑料袋中气体特别充盈时,袋子就不易变形,若放出一些气体后袋子才容易变形,就同人体呼气时更易于变形是一个道理。

(三)肢体扭转时的呼吸配合规律(图 3-4-4、图 3-4-5)

肢体扭转运动时,配合呼气;当肢体还原伸展运动时,配合吸气。

扭转时动作配合呼吸表现为,当脊椎或是肋骨开始扭转,躯干空间会减少,腹部被轻微地压缩,而膈肌也同时提升。所以,在开始扭转的时候呼气,会更利于躯干扭转动作的顺利进行。在瑜伽锻炼的过程中对自然的呼吸保持警觉,才能产生良好的效果。

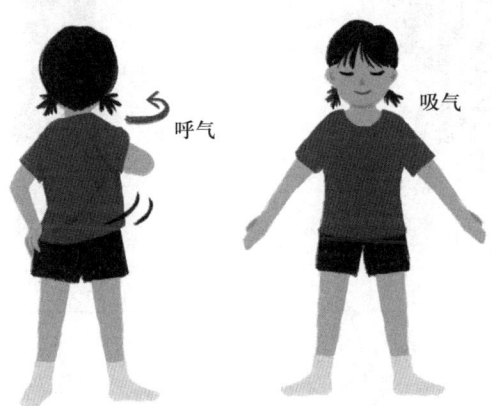

图 3-4-4 肢体动作与呼吸配合示意图 4

第四节 瑜伽动态呼吸练习范例

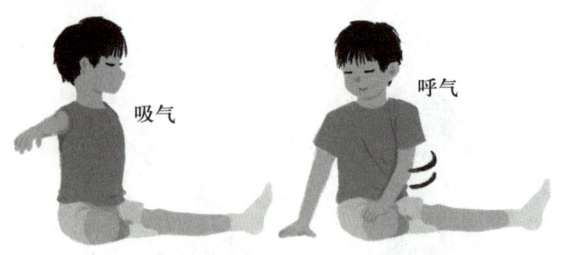

图 3-4-5　肢体动作与呼吸配合示意图 5

瑜伽姿势与呼吸配合规律视频

二、动态呼吸练习的范例介绍

（一）呼吸与站立伸展姿势的配合（图 3-4-6）

1. 目的

了解手臂向上、向下时配合呼吸的方法；学会将呼吸与动作相融合，并运用到类似动作之中。

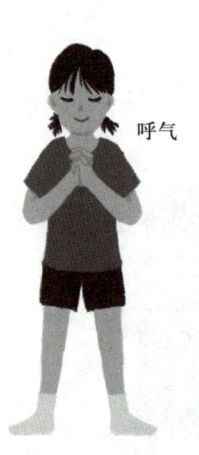
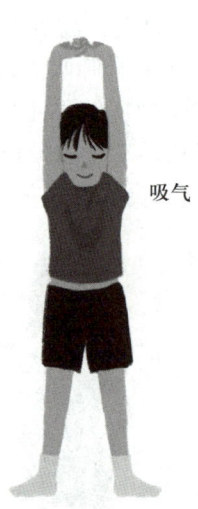

双脚开立，与肩同宽，腰背挺直，双手十指在胸前交叉，肩膀放松，慢慢呼气

吸气的同时，双手十指交叉向上伸展，手臂伸直后夹住两耳，两手掌朝上，脊柱也用力向上伸展

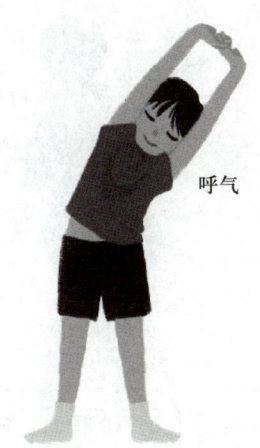
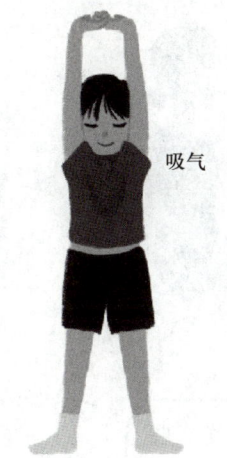

上体向左弯曲，同时呼气。在此姿势上保持30秒，此时自然呼吸

吸气，上体还原直立

图 3-4-6　动态呼吸方式范例 1

2. 功效

通过呼吸与身体姿势融合的过程，使肩部、背部、脊柱两侧相关肌肉得以放松，缓解头部的血液循环，放松情绪。

3. 做法

准备：双脚开立，与肩同宽，腰背挺直，双手十指在胸前叉交，肩膀放松，慢慢呼气。

吸气的同时，双手十指交叉向上伸展，手臂伸直后夹住两耳，两手掌朝上，脊柱也用力向上伸展。呼气的同时，上体向左弯曲，注意伸展腰背，在此姿势上保持30秒，此时进行自然呼吸。然后吸气还原。再进行另一侧的练习。

（二）呼吸与坐姿转体姿势的配合（图 3-4-7）

1. 目的

通过练习了解坐姿转体时的呼吸配合方法，学会将呼吸与动作相融合，并运用到类似动作之中。

2. 功效

在呼吸与身体姿势融合的过程中，通过上体扭转，对腹、腰、臀及大腿等

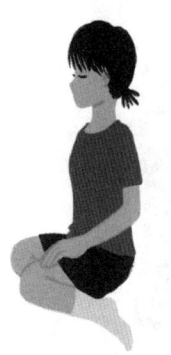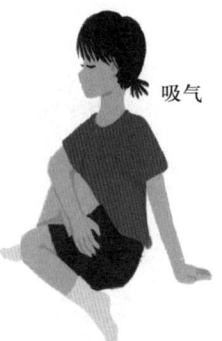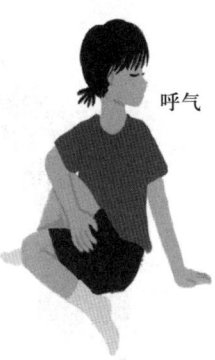

吸气　　呼气

两腿向左侧弯曲坐姿

吸气的同时，左脚抬起至右膝外侧，脚掌放在地板上，右肘靠住左膝；左手在左后方撑地，脊椎稳定，背部伸展，背肌要控制好

呼气的同时，左肩后引带动上体左转，在此姿势上停留30秒并进行深呼吸，若感觉到不舒服或痛苦时，右脚可以向前伸

图3-4-7　动态呼吸方式范例2

部位的肌肉进行刺激，通过深呼吸使机能代谢也活跃起来。同时，通过对腹部的刺激，也有利于缓解便秘的现象。

3. 做法

准备：两腿向左侧弯曲坐姿。

姿势1：吸气的同时，左脚抬起至右膝外侧，脚掌放在地板上，右肘靠住左膝；左手在左后方撑地，脊椎稳定，背部伸展，背肌要控制好。

姿势2：呼气的同时，左肩后引带动上体左转，在此姿势上停留30秒并进行深呼吸，若感觉到不舒服或痛苦时，右脚可以向前伸。一边吸气一边收回上身，一边呼气一边放松。右侧也进行同样的动作。

（三）呼吸与俯卧眼镜蛇姿势的配合（图3-4-8）

1. 目的

了解俯卧姿势与呼吸的配合方法，学会将呼吸融入俯卧姿势练习中。

2. 功效

增加背侧肌肉力量，伸展腹侧肌肉，增强脊柱的弹性，缓解腰部轻微的腰痛，对矫正骨盆的位置也有一定的效果，有利于塑造胸部曲线。

> 吸气的同时，慢慢仰起上半身，手撑地，目视天花板。在这一姿势保持30秒，自然呼吸

> 呼气的同时，头略抬，身体俯卧于地面上，两手位于肩侧，屈肘撑地，双脚与肩同宽

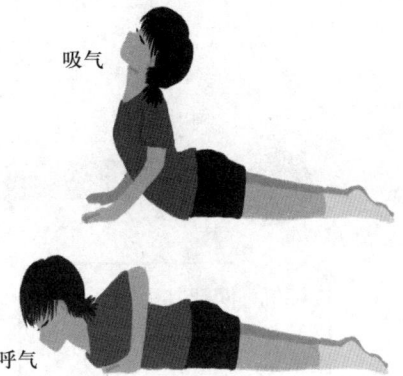

图 3-4-8　动态呼吸方式范例 3

3. 做法

呼气的同时，头略抬，身体俯卧于地面上，两手位于肩侧，屈肘撑地，双脚与肩同宽。吸气的同时，慢慢仰起上半身，手撑地，目视天花板。在这一姿势保持30秒，自然呼吸。之后，慢慢呼气，恢复原来的俯卧姿势。

（四）呼吸与仰卧举腿及肩肘倒立姿势的配合（图3-4-9）

1. 目的

了解仰卧及肩肘倒立姿势与呼吸的配合方法，学会将呼吸融入仰卧姿势练习中。

2. 功效

身体倒置姿势可以促进全身血液循环，有利于下肢静脉回流，缓解下肢浮肿及下肢静脉曲张。有预防和消除浮肿、减肥的效果。长期进行锻炼，对改善面部及内脏血液循环具有一定的作用。因血液循环顺畅，自律神经就会得到调整，从而也能缓解焦虑。

3. 做法

呼气，两腿并拢仰卧，手臂在身体的两侧，手掌向下放松。

吸气的同时，两腿并拢，两腿伸直举起与地板成直角。收紧臀部和大腿肌肉。

一边呼气，一边手掌扶臀腰向上用力，肘撑地。

一边吸气，一边上提臀部，臀部夹紧，肘撑地。腰、背尽力伸展。使脚、腿、臀、背成一线。肘撑地，头颈不动，自然贴地。在这一姿势保持30秒，自然呼吸。

之后，慢慢呼吸，身体慢慢还原。

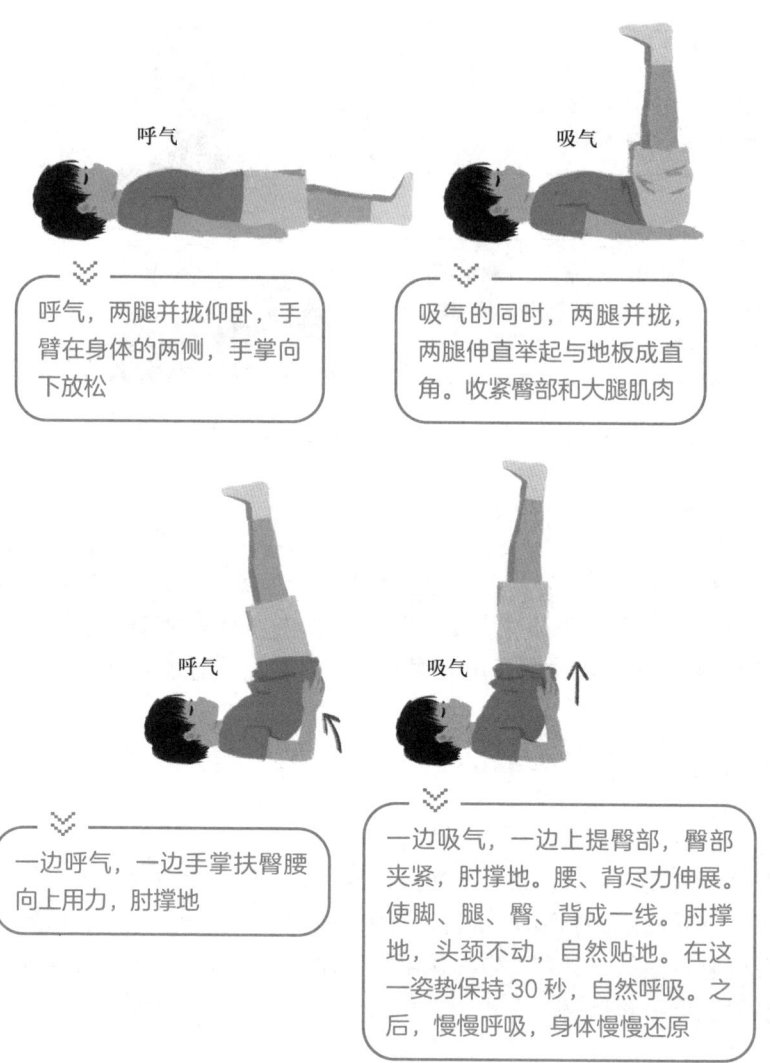

图 3-4-9 动态呼吸方式范例 4

（五）呼吸与坐姿后伸臂姿势的配合（图 3-4-10）

1. 目的

了解坐姿后伸臂姿势与呼吸的配合方法，学会将呼吸融入此类姿势练习中。

2. 功效

通过后伸展手臂，刺激颈部及呼吸肌、肩臂肌肉，缓解其紧张，释放其压力；伸展胸部，对保持其健美的曲线具有一定作用。

3. 做法

呼气,盘腿而坐。双手交叉在背后。

吸气,手臂向后伸展,抬头。在这一姿势保持 30 秒,自然呼吸。

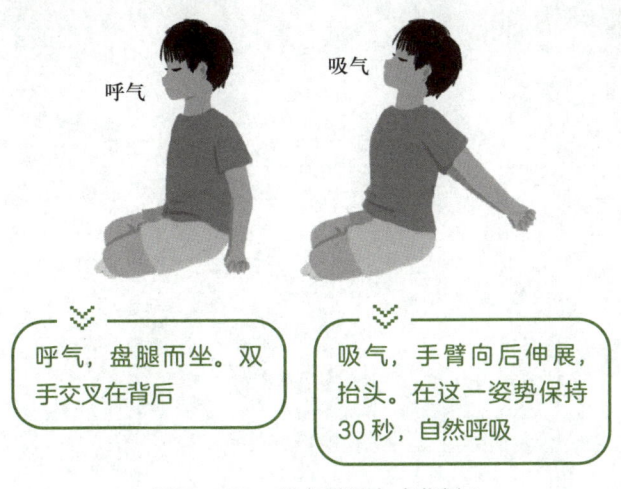

图 3-4-10　动态呼吸方式范例 5

第四章
瑜伽基本姿势

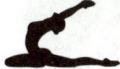

瑜伽基本姿势是为了促进人体稳固和健康而设计的各种身体姿势。练习瑜伽时每一个姿势都在收紧、伸展的过程中帮助肌肉恢复弹性，发展平衡。

第一节 站姿瑜伽

站立行走是人类区别于其他动物的标志之一，正确的站立姿势对人体健康非常有益，同时也使人体感到舒服和稳定。在站立时能够加强下肢肌肉力量，使腿部、踝部更加坚实，通过收缩臀部肌肉从而固定髋关节，更有利于平衡感，站立也更轻松。瑜伽练习从站立姿势开始，通过站立瑜伽的练习，能够使人体会到自己像大树一样挺拔、稳固。

一、躯干直立站姿瑜伽

（一）山式

山式是瑜伽中最基本的站立姿势，也是所有瑜伽站立姿势的基础，要求人体既放松又稳定，既平和又充满生机，其固定姿势如图 4-1-1 所示。

动作方法：双脚并立，脚趾用力抓地，双腿并拢伸直。收腹、收臀，为身体上下肢的连接起到很好的固定与平衡作用。充分伸展脊柱，挺胸，下颌略收，肩下沉，两臂置于体侧，指尖向下伸。

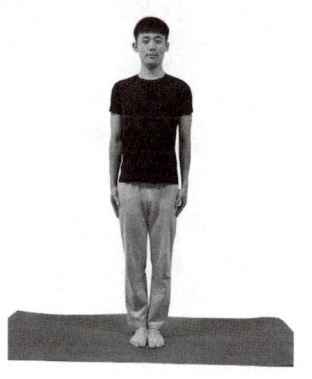

图 4-1-1 山式固定姿势

呼吸配合：自然呼吸。

意念引导：感觉自己的两脚像树根一样深深扎入泥土中，而头部充分上顶，感觉自己的身体在拉长，身高在增加。体会一条垂直线连接耳、肩、臀、膝和踝，想象自己像大山一样稳固。在进行山式练习时，也可采用双脚开立的简化姿势（图4-1-2）。

（二）手臂伸展式

手臂伸展式是在山式基础上进行的较为简单的站立姿势，这一姿势适宜锻炼初始的热身练习，其固定姿势如图4-1-3所示。

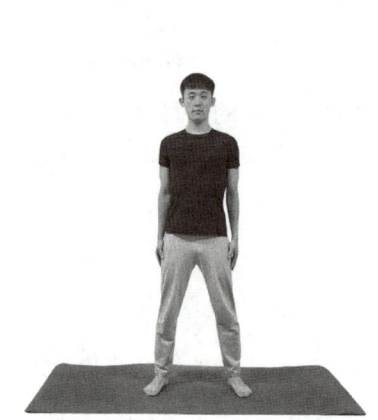 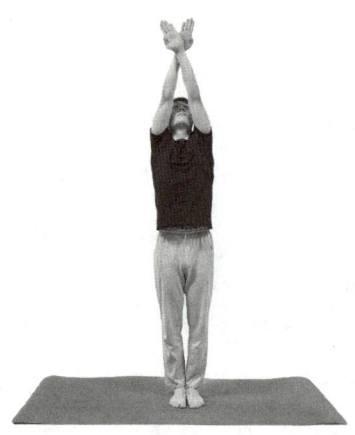

图4-1-2　山式简化姿势　　图4-1-3　手臂伸展式固定姿势

动作方法：山式站立。吸气，两臂慢慢向上方举起，双手在头上交叉，尽量上伸，头稍后抬，此姿势稍做停留。呼气，两臂慢慢落下到体侧，下落时手心向下，颈部直立。此练习可重复6~12次（图4-1-4）。

呼吸配合：手臂向上伸展时，深吸气；手臂向下回落时，呼气；停留在上伸姿势时，自然呼吸。

意念引导：随着手臂向上伸展，感觉从手臂到背阔肌、斜方肌的充分拉伸和脊柱的充分伸展。

锻炼功效：通过伸展上肢，促进背部的血液循环，疏通经络，缓解背部的紧张与僵硬；克服含胸、驼背等不良体态，促进人体血液循环。

手臂伸展式视频

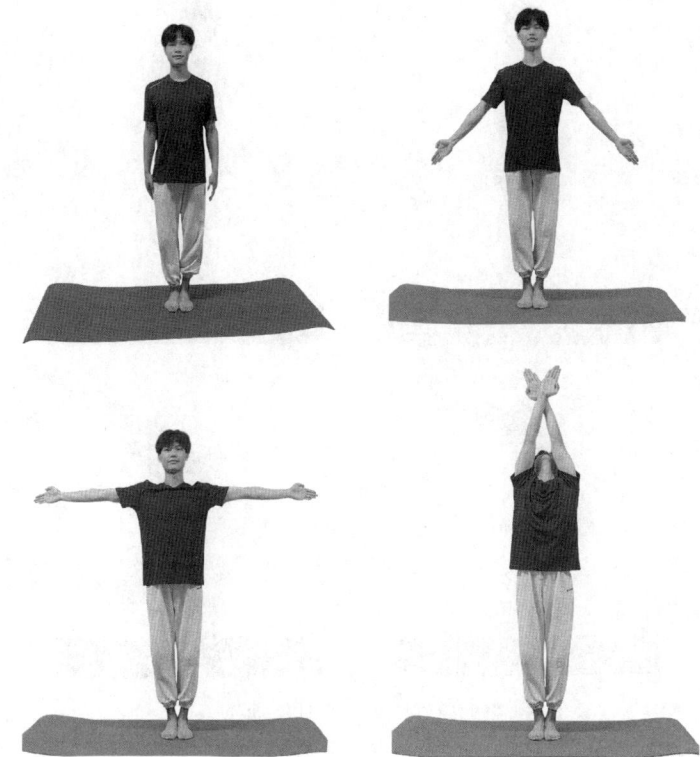

图 4-1-4　手臂伸展式连续动作

（三）幻椅式

幻椅式是一种幻想坐在椅子上的瑜伽姿势，其固定姿势如图 4-1-5 所示。

动作方法：山式站立。呼气，两臂屈，双手胸前合拢，同时屈膝。吸气，手臂斜前向上伸直，上体随之伸展，髋关节转动向后坐，好似坐在椅子上的感觉。保持姿势，自然呼吸 4~8 次。吸气，伸直双腿，回到竖直的姿势。呼气，手臂落下（图 4-1-6）。

呼吸配合：两臂屈及膝屈时，呼气；手臂向前伸及躯干伸展时，吸气；停留在固定姿势时，自然呼吸。

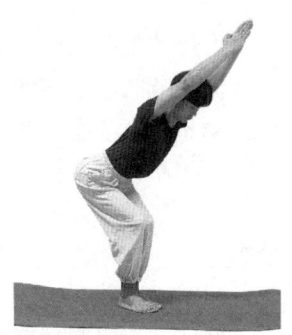

图 4-1-5　幻椅式固定姿势

意念引导：身体向下运动时呼气，即在屈膝及落臂时呼气。

从手臂前伸开始到屈腿半蹲，每一动作都应在意念的引导下进行，特别是幻想坐在椅子上时。

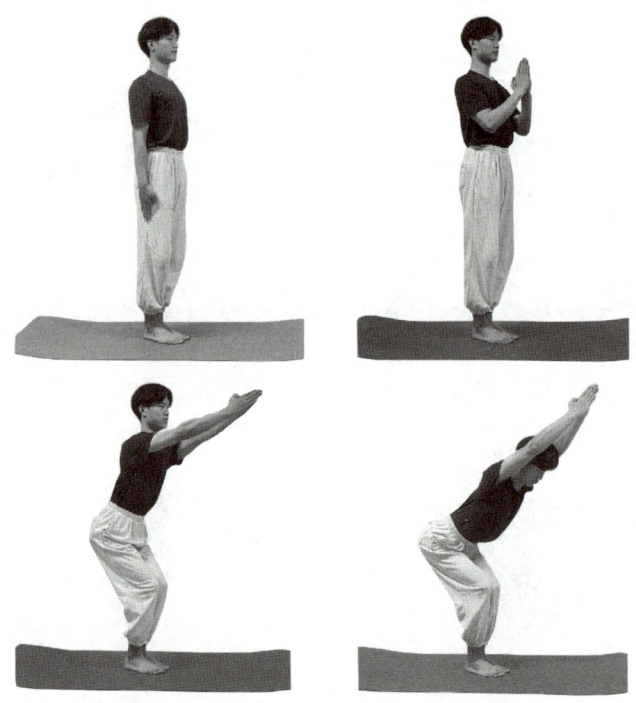

图 4-1-6　幻椅式连续动作

幻椅式视频

锻炼功效：拉伸跟腱，增强大腿肌肉力量，控制踝、膝、髋关节。特别是通过髋关节的转动与伸展，增加对髋关节的刺激。伸展脊柱，同时也可扩展胸部，调整背部姿态，强壮腹部，舒展肩部。因膈肌收缩，对肺部和心脏等内脏器官有按摩作用，并可促进消化系统的功能。

注意事项：在整个练习过程中，双腿要保持平行。保持固定姿势时，要自然呼吸。

（四）蹲式

蹲式分为蹲和外开蹲，其固定姿势如图 4-1-7 所示。

动作方法：蹲和外开蹲的区别在于脚趾尖的指向，脚趾尖指向前为一般的蹲式，脚趾尖指向外侧为外开蹲。两种蹲式的动作方法均为：两臂自然下垂，双膝有控制地弯曲，使身体重心降低，当两腿不能继续再屈时，稍保持此姿势后，两腿再慢慢伸直，恢复挺身直立的姿势（图 4-1-8）。

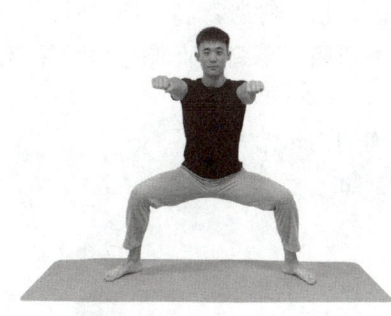

蹲　　　　　　　　　　　　外开蹲

图 4-1-7　蹲式固定姿势

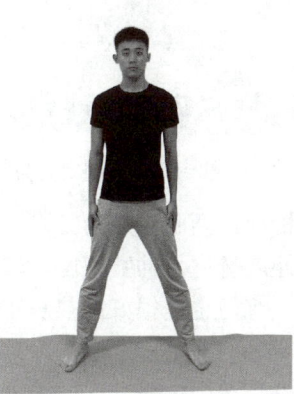 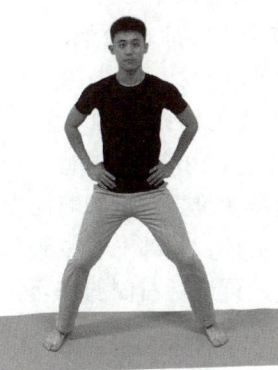 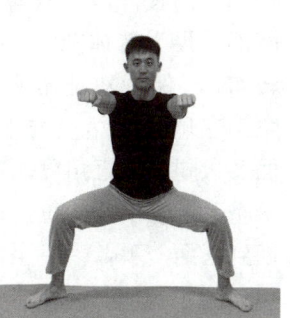

蹲

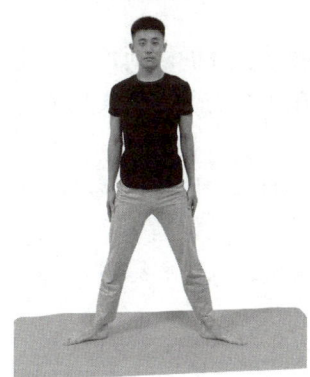 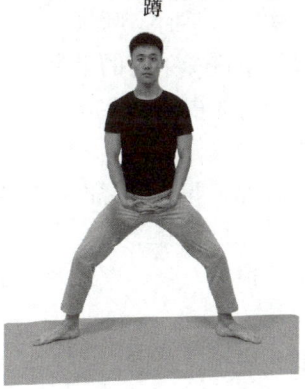 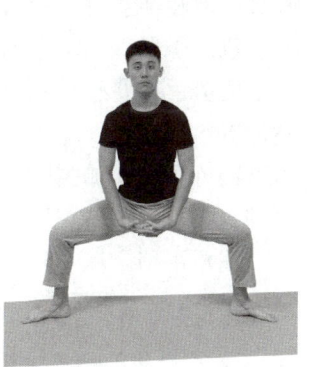

外开蹲

图 4-1-8　蹲和外开蹲的连续动作

蹲式视频

呼吸配合：下蹲时，呼气；保持姿势时，自然呼吸；腿部伸直时，吸气。

意念引导：当下蹲时感到有种对抗的力量阻止下蹲，而伸直腿时又感到有种对抗力量阻止伸直。

锻炼功效：加强踝、膝、大腿内侧肌肉的力量。

注意事项：练习时要循序渐进，当腿部力量不足时，不可强求下蹲深度，待腿部力量逐步增强后再增加下蹲的深度。

（五）战士第一式

战士第一式固定姿势如图 4-1-9 所示。

动作方法：两脚开立，双臂侧平举，手指尽量向长伸展，双臂保持平行，肩部松弛，胸部扩展。转体 90º，左脚外转 90º，右脚内转 45º，保持双腿笔直，两臂上举；弯曲左膝，左侧大腿尽量与地面平行，小腿则与地面及大腿成垂直角度，右腿尽量蹬直。下颌略向上方抬起，两眼注视前方，躯干垂直，位于正中位，伸展头部、胸部，收紧腹部，伸展脊柱。伸直双腿，转回到正面，手臂落下至体侧，再进行右侧的练习。这一练习也是很好的热身练习（图 4-1-10）。

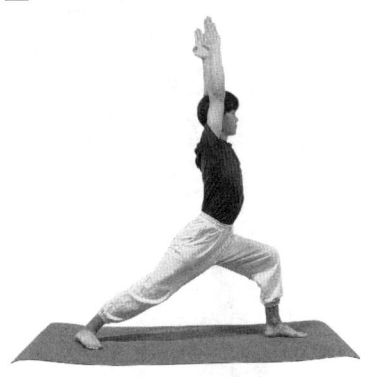

图 4-1-9　战士第一式固定姿势

呼吸配合：手臂上伸时，吸气；屈膝时，呼气；停止在固定姿势时，自然呼吸；双腿伸直时，吸气；转回落手时，呼气。

意念引导：在意念的引导下进行手臂的上举、下肢及身体的转动，在形成固定姿势后，要感觉到自己的身体姿势稳定、坚固。在意念的引导下恢复至自然位置。

锻炼功效：加强腿部、胯部、腹部、背部和颈部的肌肉力度与伸展度。强化脚、膝、胯、肩关节的力量。扩展胸部，有利于呼吸机能的提高。

注意事项：这个姿势强度很大，身体虚弱及心脏衰弱的人不宜练习。

（六）战士第二式

此式是战士第一式的变化姿势，其固定姿势如图 4-1-11 所示。

动作方法：山式站立，下肢动作方法同战士第一式。右脚向侧迈开，双腿尽量分开站立，两脚应在一条直线上，注意身体稳定。两臂侧举与肩同高，手心向下，手指指向两侧。左脚外转 90º，右脚稍内转。保持双腿笔直，同时转动上体和髋部。两臂尽量伸长，脊柱伸展，头部向上、向左侧转，目视左手方向。左腿屈膝，尽量使大腿与地面平行，小腿垂直于地面，在此姿势上稍做停

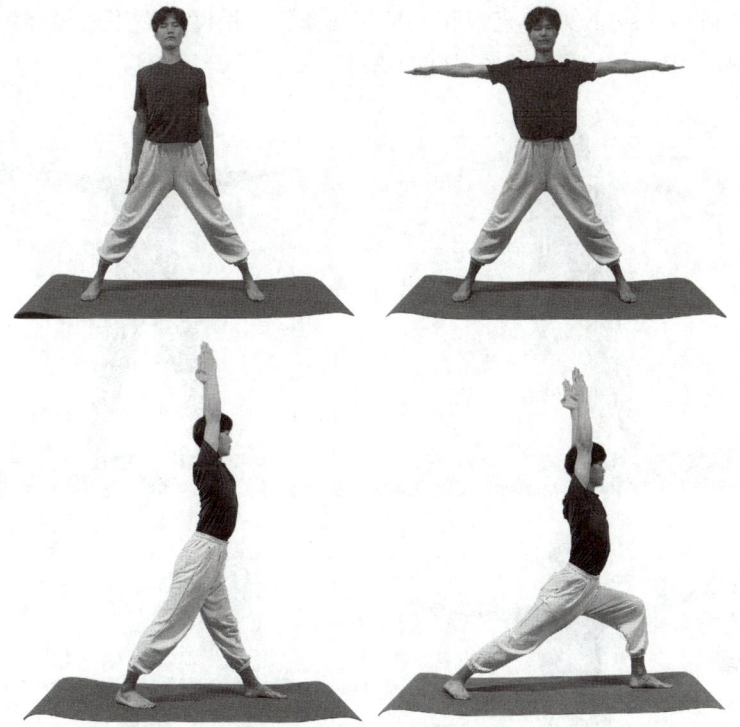

图 4-1-10 战士第一式连续动作

战士第一式视频

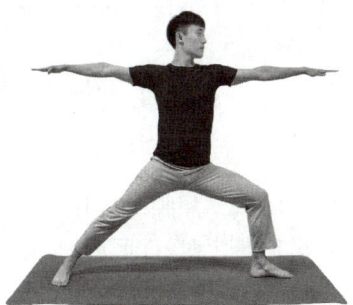

图 4-1-11 战士第二式固定姿势

第一节 站姿瑜伽

留，自然呼吸 3~5 次。伸直双腿，身体回原位，手臂自然下落至体侧，然后交换右侧练习。这一练习也是很好的热身练习（图 4-1-12）。

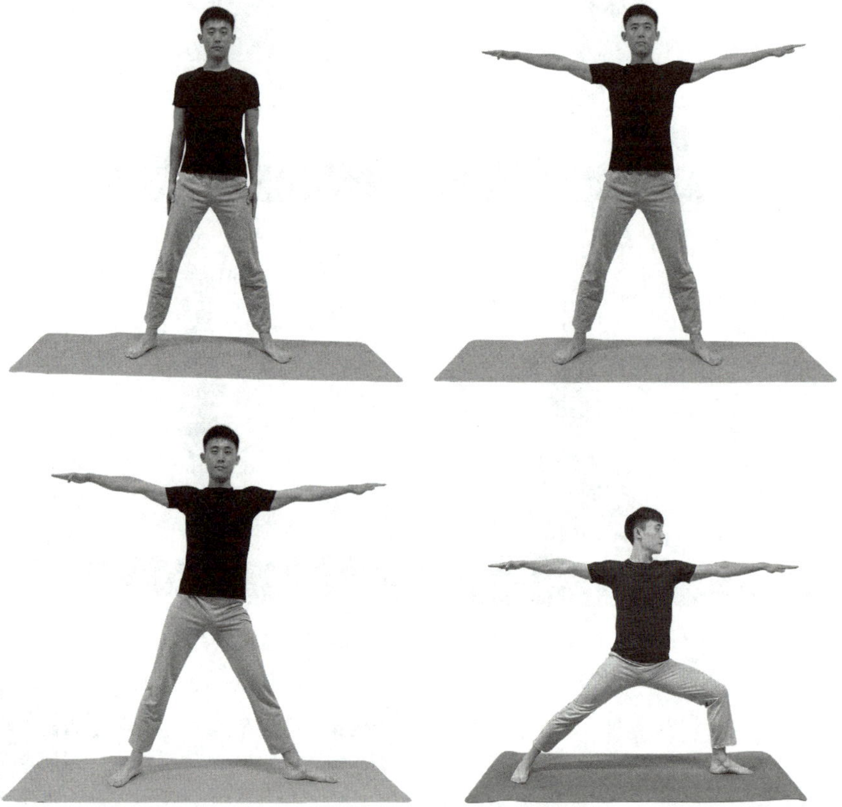

图 4-1-12　战士第二式连续动作

战士第二式视频

呼吸配合：手臂侧伸时，吸气；屈膝时，呼气；停止在固定姿势时，自然呼吸；双腿伸直时，吸气；转回落手时，呼气。

意念引导：在意念的引导下，侧伸手臂，转动脚踝，在形成固定姿势后，体会跟腱的拉伸、大腿肌肉的收缩、腰背的挺拔和手臂的伸长。要感觉到自己身体稳定，精神饱满。

锻炼功效：加强腿部、髋部、腹部、背部和颈部的肌肉伸展度，强化脚、膝、髋、肩关节力量。扩展胸部，有利于人体呼吸机能、平衡能力以及注意力的提高。

注意事项：有心脏病、高血压及身体虚弱的人应慎重练习。保持固定姿势时，要放松自己的脸部、咽部，注意调节自己的呼吸。

二、躯干前屈、后伸站姿瑜伽

（一）直角式

直角式是因为站立时身体前屈成90°角而得名，其固定姿势如图4-1-13所示。

动作方法：站立，两脚并拢，两手腹前十指交叉，手臂经屈、翻腕向上伸展，身体宛如一条线。以髋关节为轴，上体保持伸展状态向前屈，直至躯干和双腿形成直角，两眼始终注视相交的双手。保持这个姿势时要自然呼吸。上体慢慢抬起，恢复直立姿势（图4-1-14）。

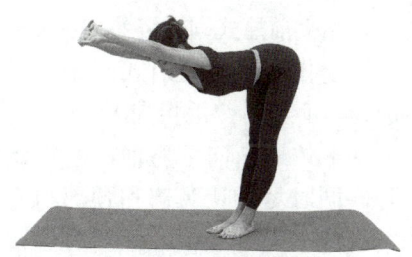

图4-1-13　直角式固定姿势

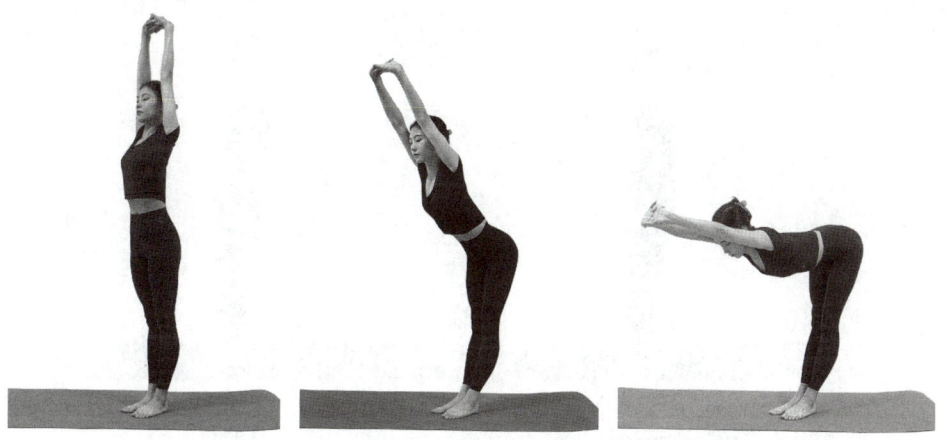

图4-1-14　直角式连续动作

直角式视频

呼吸配合：手臂上举时，吸气；上体前屈时，呼气；保持固定姿势时，自然呼吸；上体慢慢抬起时，吸气；手臂放下时，呼气。

意念引导：在手臂上伸时，要充分感受脊柱的伸展、椎骨之间的空隙加大；向前屈体时，要以髋关节为轴，感觉由髋、腰、胸逐渐向前屈，体会下肢肌肉的牵拉与伸展。

锻炼功效：有助于纠正驼背、脊柱弯曲和双肩下垂，起到矫形、塑形作用。有助于放松腿后肌群，同时也能加强腿部力量。

（二）站立前屈式

站立前屈式固定姿势如图 4-1-15 所示。

动作方法：从山式开始，手臂向上举起，掌心相对，手指向上。

上体逐渐向下弯曲，两臂始终贴近两耳。同时尽量让头部和颈部与脊椎形成一条直线，腿部放松。此姿势停留时自然呼吸。背部放松，用手抓住脚踝外侧，双腿伸直。动作还原时，双臂贴着两耳，直至身体直立，手臂还原。可根据自身情况，完成 1～3 次（图 4-1-16）。

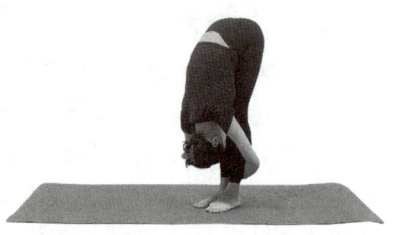

图 4-1-15　站立前屈式固定姿势

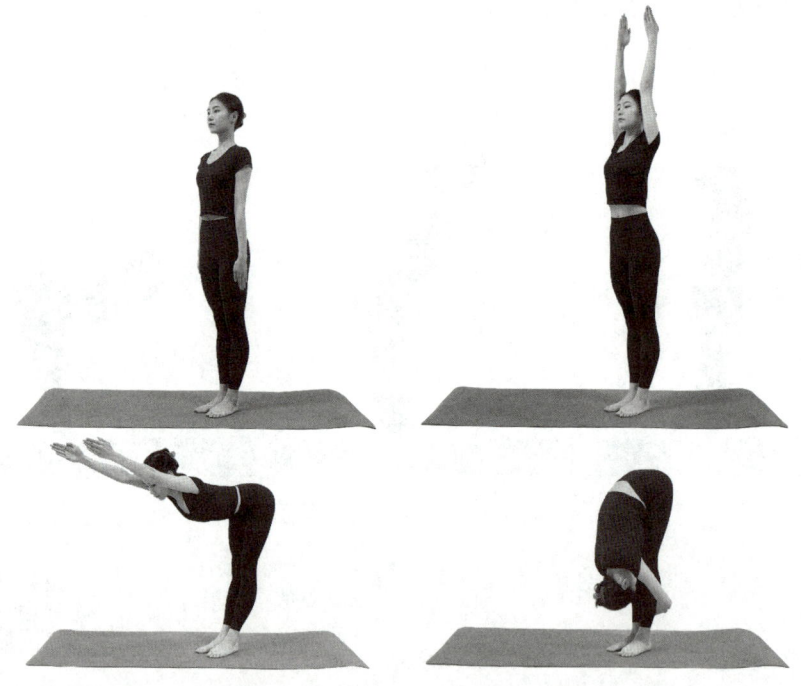

图 4-1-16　站立前屈式连续动作

呼吸配合：手臂上举时，吸气；上体前屈时，呼气；保持固定姿势时，自然呼吸；上体抬起时，吸气；手臂落下时，呼气。

意念引导：在意念的引导下进行练习。身体前屈时，要体会由骶椎、腰椎、胸椎、颈椎依次前屈拉长的感觉。还原时体会由脊柱的远端依次还原的感觉。

锻炼功效：通过逐节伸展脊柱，使整个脊柱得以充分伸展，有益于脊柱健康。由于身体前屈挤压内脏器官，有助于胃肠道的蠕动，帮助消化。随着体位的改变，增加头部血液供应，改善脑内血液循环，同时具有美容的功效，也可改善全身血液循环。

注意事项：有心脑系统疾病的人，在练习时头部不可低于心脏。保持前倾式时，意念要引导呼吸。对于身体柔韧性较差者，要逐渐加大动作幅度，允许双腿稍有弯曲，还可以变化动作方式（图4-1-17）。

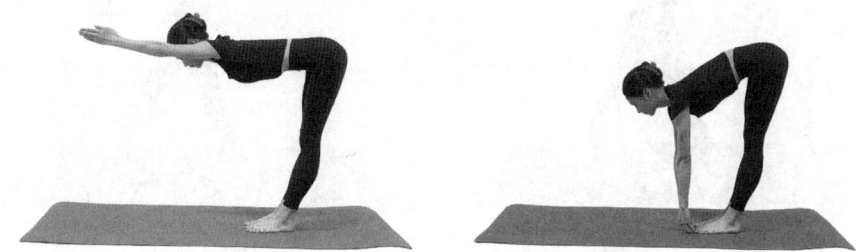

图4-1-17　站立前屈式简化及变化动作

（三）侧伸展加强式

侧伸展加强式固定姿势如图4-1-18所示。

动作方法：从山式开始，双腿自然分开。右脚向外侧转90º，身体右转，重心在双脚之间，膝关节伸直。双手背部合十，两肘和两肩胛骨向后收，挺胸、抬头，上体微后仰。上体前倾，脊柱尽量向前伸展，放松，头向腿部靠近。停留，自然呼吸2~6次。上体慢慢抬起。身体转向前收回到开始姿势。稍做调整，再进行另一侧练习（图4-1-19）。

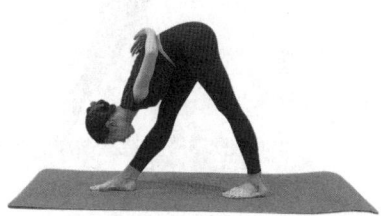

图4-1-18　侧伸展加强式固定姿势

呼吸配合：双手在后合十挺胸抬头时，吸气；上体前屈时，呼气；保持固定姿势时，自然呼吸；上体抬起时，吸气；上体还原放下手时，呼气。

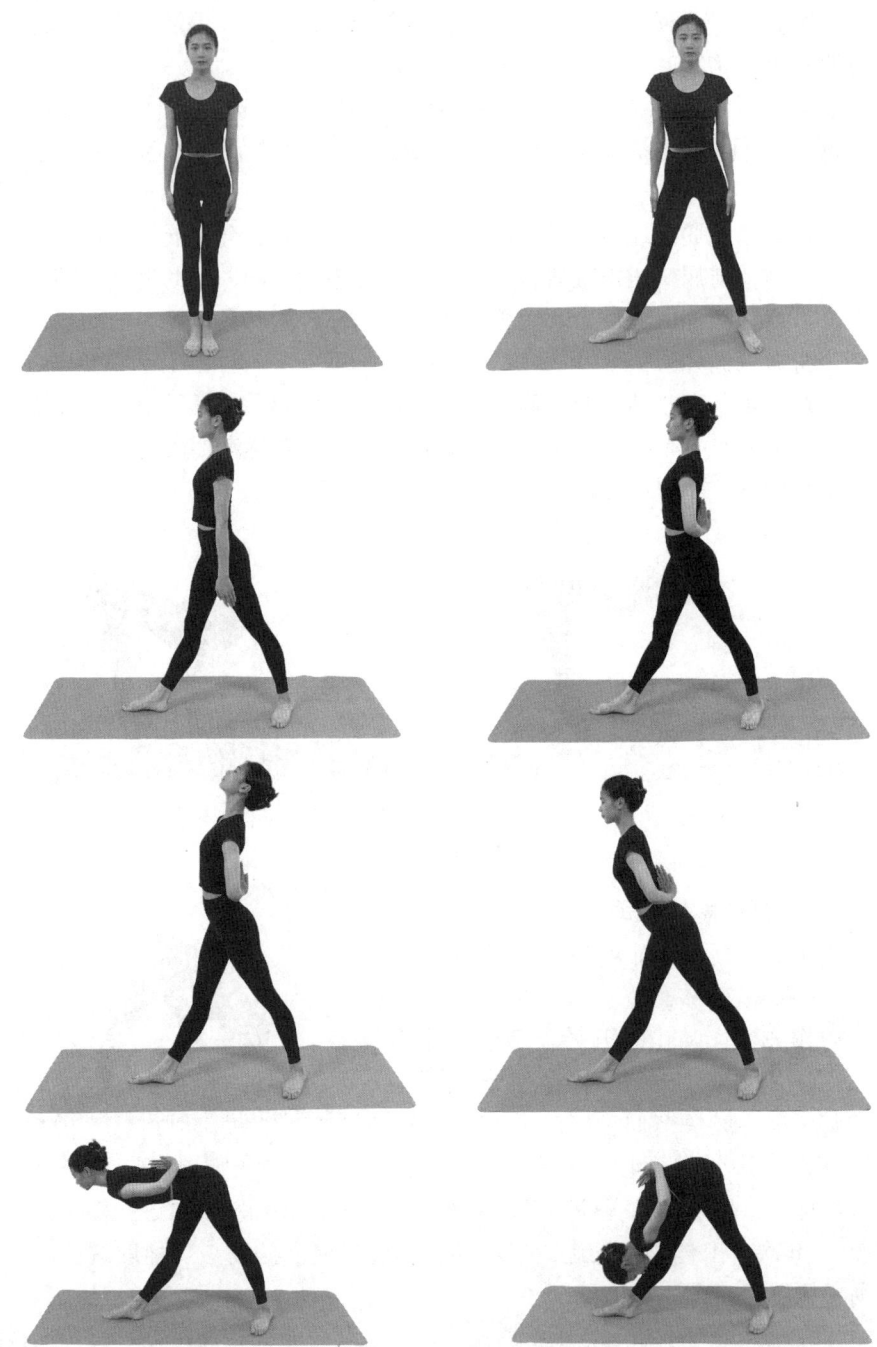

图 4-1-19 侧伸展加强式连续动作

第四章 瑜伽基本姿势

意念引导：意念引导动作。随着上体前屈，体会脊柱由骶椎、腰椎、胸椎、颈椎依次伸展，带动上体前屈。当头部贴近腿部时，体会颈部放松，头部血流量增加，感受到大腿后肌群的伸展。当上体抬起时，可清晰地感受到脊椎依次伸展带动上体抬起。

锻炼功效：通过有序地伸展脊柱，有益于调整脊柱状态，调理脊神经系统。由于上体前屈，膈肌收缩，对内脏器官有按摩作用，促进消化功能。由于体位的改变，增加头部、面目的血流量，使人精力充沛、神清气爽。拉伸大腿后肌群，促进腿部血液循环。

注意事项：患有心脏病、高血压等疾病者，头部不宜低于心脏，并要慎重行事，或者前倾到一半位置即可。如果无法做到在背后双掌合十，两手可放在腰后手指相交（简化做法）。如果伸直双腿感觉疼痛剧烈时，就不要勉强进行，可稍微弯曲双腿或上体前屈到允许的范围内（图4-1-20）。

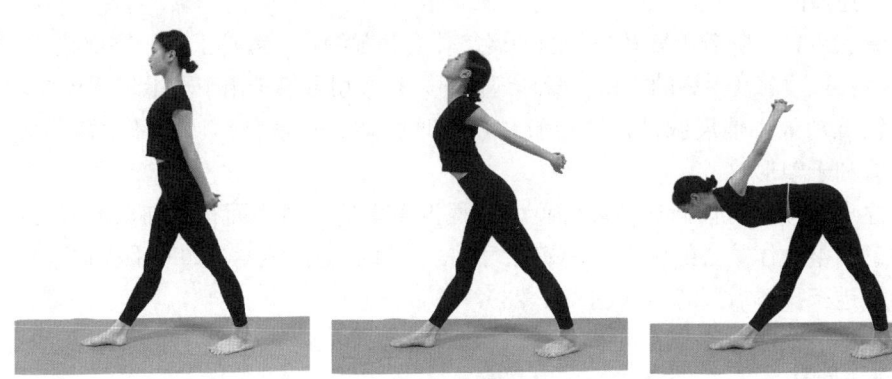

图4-1-20　侧伸展加强式降低难度

（四）站立后弓式

站立后弓式固定姿势如图4-1-21所示。

动作方法：山式站立，双手合十，双手向上举过头顶，手臂伸直，脊柱在身体允许的范围内向后伸展。头部也随之向上抬起，伸展颈部，保持向后伸展姿势时，采用自然呼吸。上体还原，手臂落下（图4-1-22）。

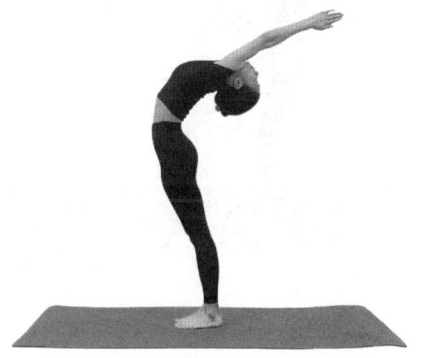

图4-1-21　站立后弓式固定姿势

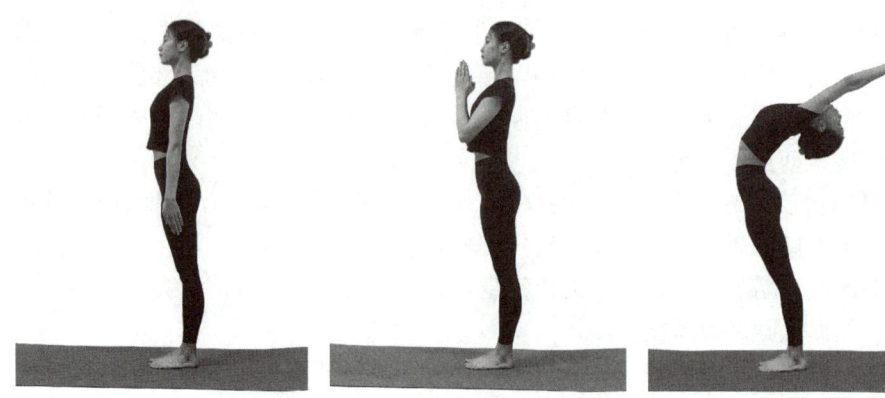

图 4-1-22　站立后弓式连续动作

呼吸配合：手臂及身体伸展时，吸气；保持固定姿势时，自然呼吸；手臂及身体还原时，呼气。

意念引导：随着手臂及身体的伸展，体会腿部绷直、髋部上顶、臀部收紧、脊柱拉长、颈部及手臂的放松。身体还原时，意念引导躯干由下至上依次还原。

锻炼功效：伸展胸部，伸展脊柱，调理身体。收紧臀部、腰部、背部肌肉，有利于塑形。

注意事项：身体向后伸展程度，要根据个人情况量力而行。向后伸展时，要注意调整身体重心的位置。最初练习时，可降低动作难度，如双手合握向后拉伸，进行身体后展练习（图 4-1-23）。

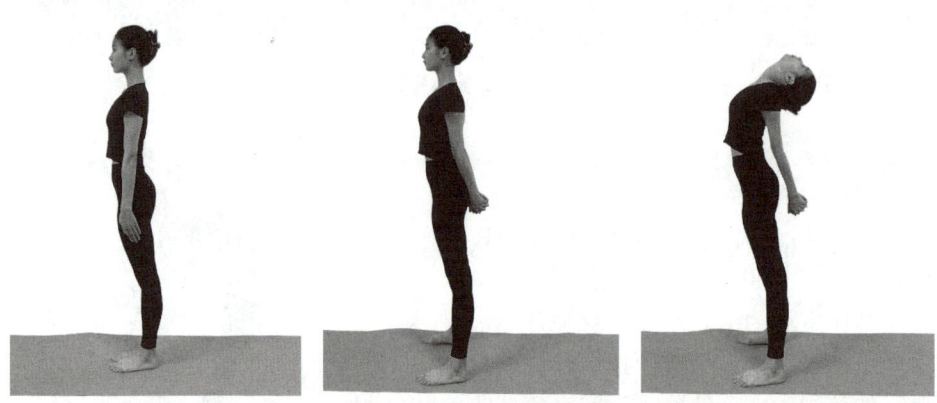

图 4-1-23　站立后弓式简化姿势

站立后弓式视频

三、躯干侧屈站姿瑜伽

（一）风吹树式

风吹树式固定姿势如图 4-1-24 所示。

动作方法：山式站立。两手在体前十指相交，两臂高举过头顶，翻腕，手心向上。两脚提踵，躯干以腰为轴，向右侧弯曲。上肢及躯干回位，手臂还原，足跟落地，再进行另一侧练习。此姿势可重复进行 4~8 次（图 4-1-25）。

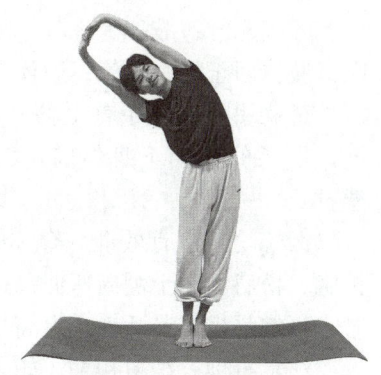

图 4-1-24　风吹树式固定姿势

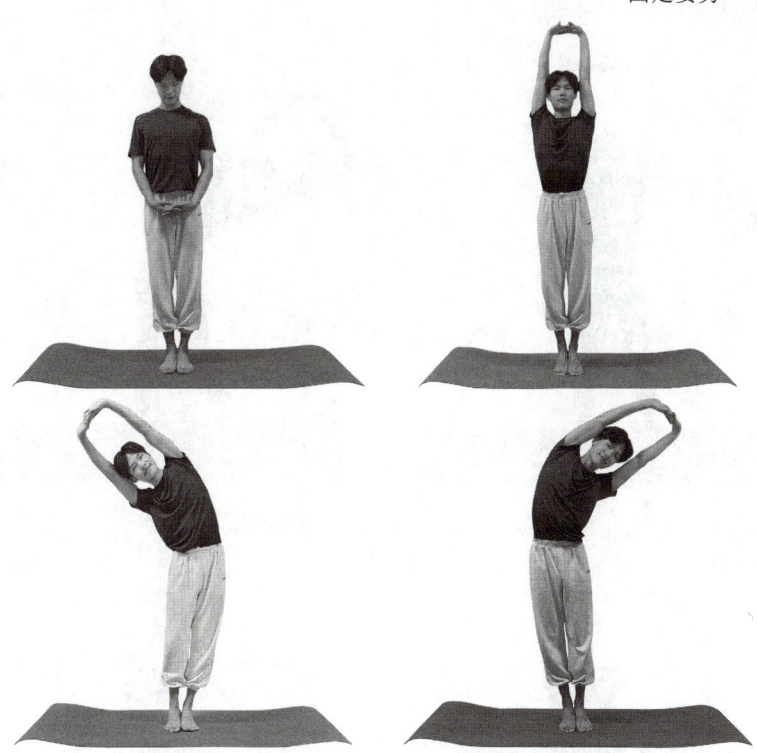

图 4-1-25　风吹树式连续动作

风吹树式视频

第一节　站姿瑜伽

呼吸配合：肢体上举时，吸气；躯干侧屈时，呼气；保持姿势时，自然呼吸；肢体回正时，吸气；肢体下落时，呼气。

意念引导：从手臂上伸开始，在意念的引导下，身体宛如随风摆动的树枝，在风的吹动下身体向左、右摆动，体会身体两侧被充分拉伸与挤压的感觉。

锻炼功效：有效锻炼脊柱的侧向柔韧性，提高身体两侧肌群的伸展能力。扩胸、松肩。由于侧向弯曲，挤压内脏器官，可促进内脏器官机能的提高，同时也可增强机体灵活性，提高平衡感。

注意事项：练习初期，如果脚尖站立较为困难，可全脚站立，随着平衡能力的提高再进行脚尖站立。可用带子进行简化练习（图 4-1-26），还可简化成单臂风吹树式练习（图 4-1-27）。

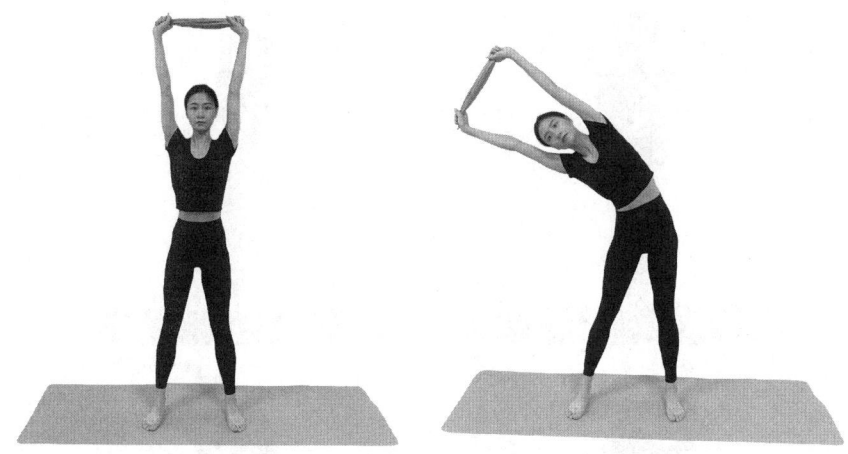

图 4-1-26　风吹树式简化动作

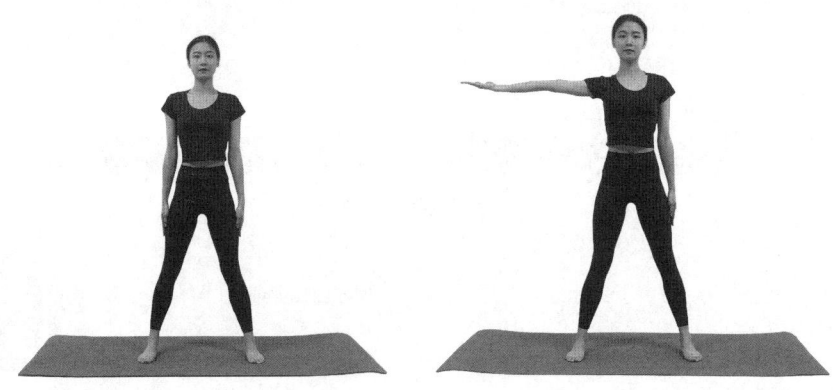

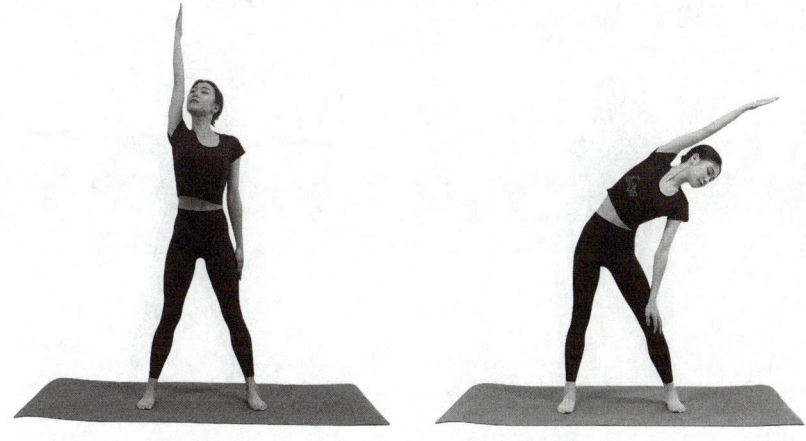

图 4-1-27　风吹树式简化单臂连续动作

单臂风吹树式视频

（二）三角伸展式

三角是指站立时躯干与两腿之间正好形成一个三角形，在此基础上躯干向一侧弯曲，使身体得以伸展，三角伸展式是瑜伽的经典姿势，其固定姿势如图 4-1-28 所示。

动作方法：双脚平行开立，身体重心在两脚之间。两臂侧举与肩同高，掌心向下，手臂尽量向两侧伸。左脚外展 90°，向右顶髋，右手心向上，眼看右侧；在此基础上躯干慢慢向左屈，手臂与躯干成直

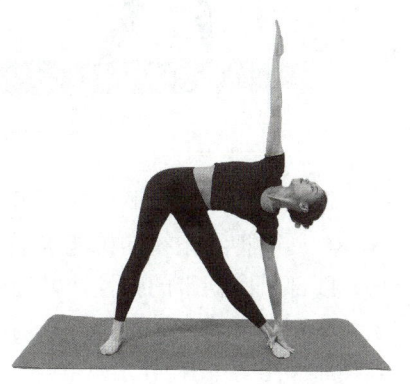

图 4-1-28　三角伸展式固定姿势

角，两臂在一条线上，眼向上看手。在此姿势停留时，自然呼吸。躯干慢慢还原，手臂保持侧伸姿势。手臂落下，然后再进行另一侧练习（图 4-1-29）。

呼吸配合：手臂侧伸时，吸气；身体侧屈时，呼气；保持在一定的姿势时，自然呼吸；身体还原时，吸气；手臂落下时，呼气。

意念引导：从两臂侧伸开始，身体动作即在意念的引导下进行。身体侧屈时手臂尽量远伸，一侧肢体充分挤压，另一侧肢体充分拉长，感受身体内血液

循环加快，肌肉韧带牵拉。

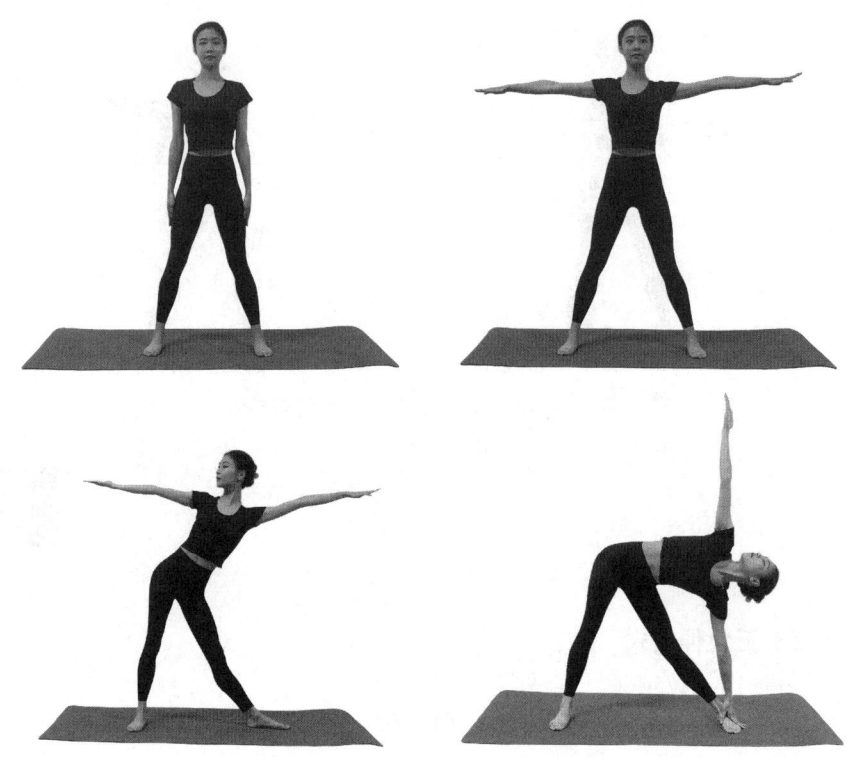

图 4-1-29　三角伸展式连续动作

锻炼功效：通过躯干的侧弯，增强脊柱的柔韧性。在伸展脊柱的同时，调理脊柱周围神经系统的机能水平。通过伸展与弯曲身体，提高肩部、体侧、髋部、腿部肌肉韧带的弹性，并增强腿部肌肉力量，消除腰间的赘肉与脂肪。由于身体侧向弯曲，必然挤压到内脏器官，从而对腹腔内的肝、脾等内脏器官起到按摩作用。

注意事项：若颈部有不适，不要勉强头部保持向上的姿势。在保持这一姿势时不要屏气，要自然呼吸。双腿和膝盖伸直，保持身体的稳定性。可借助墙壁进行练习。

最初学习这一动作时，如手不能触地、触腿时，不要勉强，可根据自己的实际情况在允许的范围内进行（图 4-1-30）。

当柔韧性达到一定程度时，可加强其难度（图 4-1-31）。

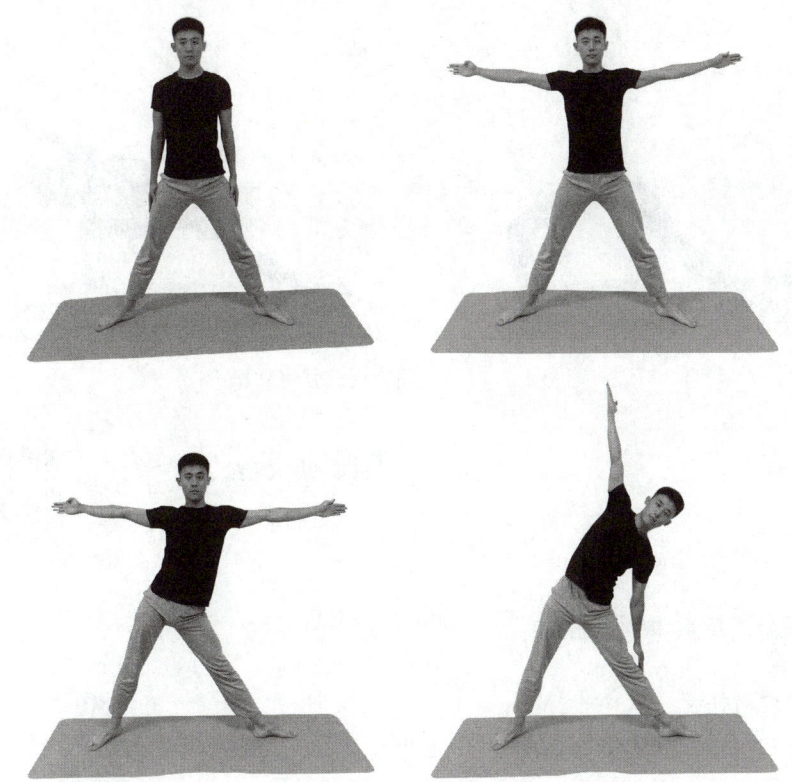

图 4-1-30　三角伸展式简化动作

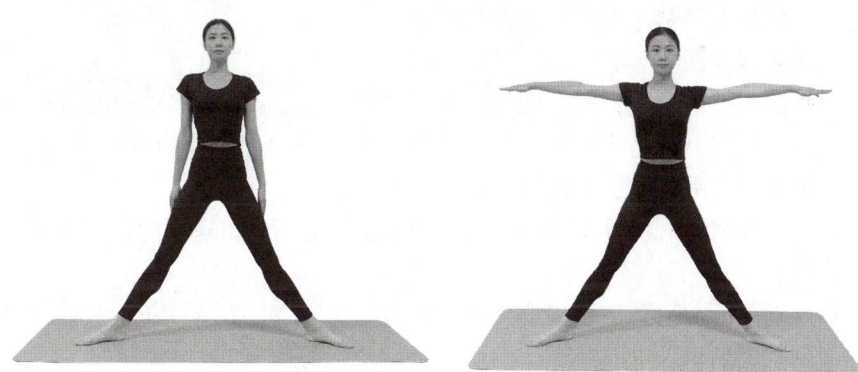

第一节　站姿瑜伽

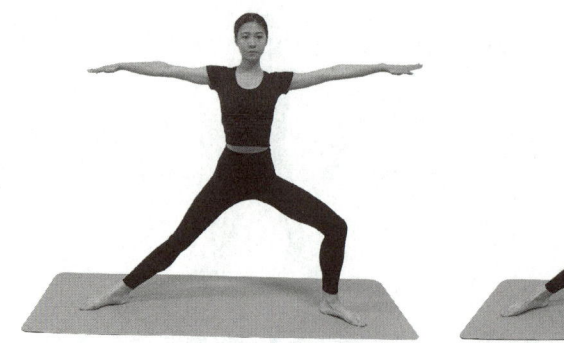

图 4-1-31 三角伸展式强化动作

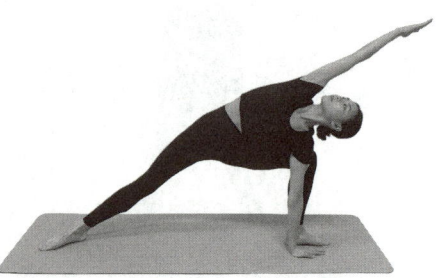

三角伸展式视频

四、躯干扭转站姿瑜伽

腰躯扭转式

腰躯扭转式固定姿势如图 4-1-32 所示。

动作方法：两脚开立，身体挺直，两臂从两侧举起，从骶椎发力向左后旋身，当转到最大幅度时，右手放在左肩膀上，左手背扶于右腰臀间，保持此姿势，然后回到原位，再进行另一侧的练习（图 4-1-33）。

呼吸配合：两臂侧伸时，吸气；躯干和腰部扭转时，呼气；保持姿势时，自然呼吸；身体转回伸臂时，吸气；手臂放下还原时，呼气。

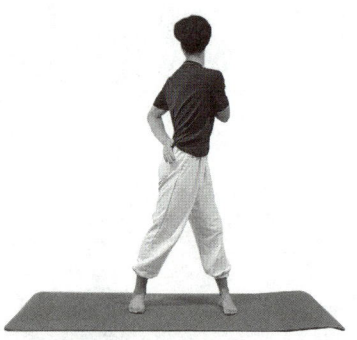

图 4-1-32 腰躯扭转式固定姿势

意念引导：意念引导由骶椎开始由下至上充分扭转，还原时同样由下至上返回原位。

锻炼功效：放松背部肌肉群，矫正不良身体姿态，且有助于改善腰部及髋部的僵硬状态。

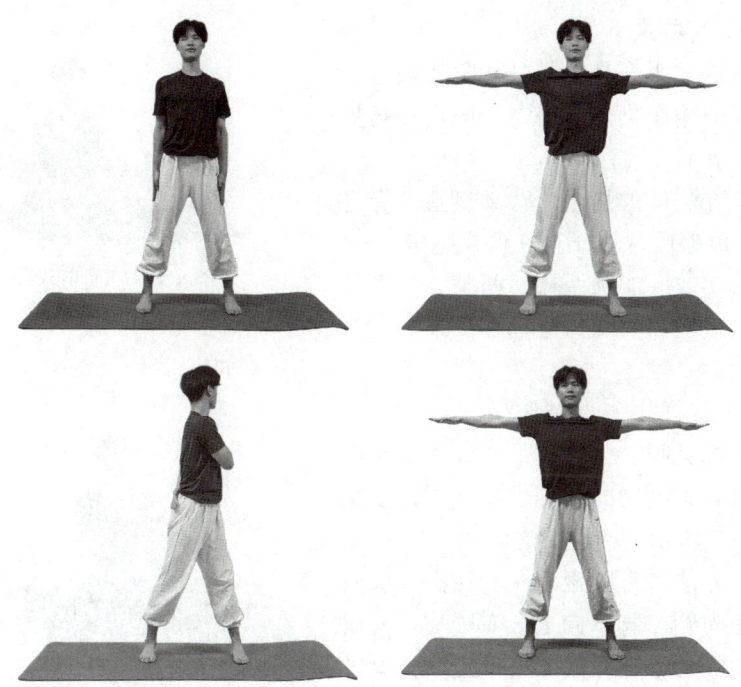

图 4-1-33　腰躯扭转式连续动作

腰躯扭转式视频

第二节　坐姿瑜伽

坐姿是瑜伽练习中经常采用的姿势，是瑜伽各种练习的基础。瑜伽练习中常运用坐姿进行调息、冥想、放松及体位练习。下面介绍瑜伽的基本坐姿及练习方法。

一、瑜伽基本坐姿

瑜伽的基本坐姿包括简单式、吉祥式、完美式、莲花式和雷电式。

（一）简单式

简单式又叫简易坐，是初学者最理想和最适合的瑜伽冥想姿势，其固定姿势如图 4-2-1 所示。

动作方法：盘腿坐，背部挺直，脊柱伸展，下颌略收，头正直（可换腿坐）。

锻炼功效：加强两髋、两膝、两踝的柔韧性，减轻和消除风湿痛和关节炎对机体的侵扰。

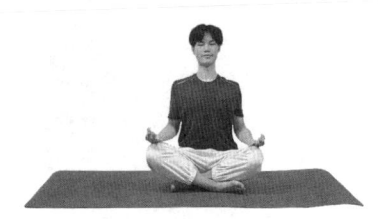

图 4-2-1　简单式固定姿势

（二）吉祥式

吉祥式又叫吉祥坐，是在简单式坐姿基础上略有难度的一种坐姿，其固定姿势如图 4-2-2 所示。

动作方法：直腿坐，左腿屈，左脚置于右大腿内侧，脚掌向上；右腿屈，右脚放在左大腿与小腿之间。背部挺直，脊柱伸展，下颌略收，头部正直（可换腿坐）（图 4-2-3）。

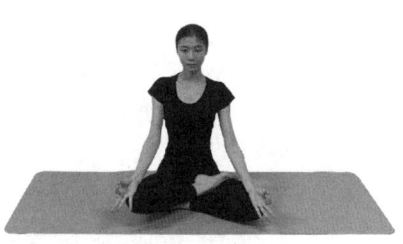

图 4-2-2　吉祥式固定姿势

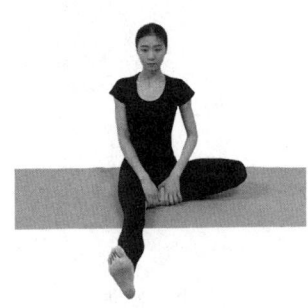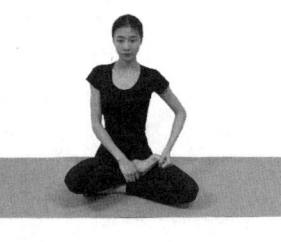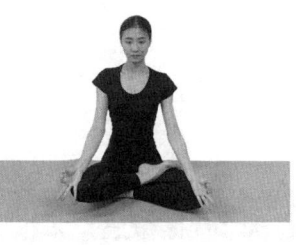

图 4-2-3　吉祥式连续动作

锻炼功效：可以改善臀部、膝关节及踝关节的柔韧度，加强背部肌肉力量。

（三）完美式

完美式又叫至善坐，是瑜伽坐姿中较为重要的一种坐姿，其固定姿势如图 4-2-4 所示。

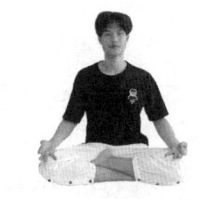

图 4-2-4　完美式固定姿势

动作方法：直腿坐，右腿屈，用两手抓住右脚，将右脚跟紧紧顶住会阴部位，右脚掌紧靠左大腿内侧。然后屈左腿，把左脚放在右脚踝之上，左脚跟靠近耻骨，而脚掌及脚趾置于右大腿与小腿之间。初学者也可把左脚直接放在地上，背部挺直，脊柱伸展，下颌略收，头部正直（可换腿坐）（图4-2-5）。

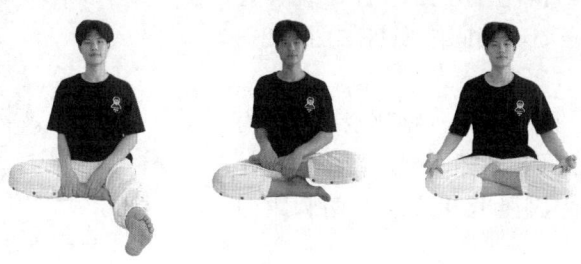

图4-2-5　完美式连续动作

锻炼功效：具有镇定安神的效果，是瑜伽修炼者最常用的坐姿之一，适宜用来做呼吸练习和冥想练习，但患有坐骨神经痛的人不宜采用。

（四）莲花式

莲花式是瑜伽中经典的坐姿，这个姿势极为适宜做呼吸和冥想练习，其固定姿势如图4-2-6所示。

动作方法：直腿坐，右脚放在左大腿上，脚跟放在腹股沟处，右脚掌朝上。左脚放在右大腿上。左脚跟放在腹股沟处，左脚掌向上。两膝放平尽量贴地。背部挺直，脊柱伸展，下颌略收，头部正直（可换腿坐）（图4-2-7）。初学者较难掌握，练习初期不宜采用，身体柔韧性较好的人可直接采用。这个姿势尽管有难度，但掌握后便可在日常练习中更好地运用。

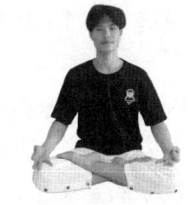

图4-2-6　莲花式固定姿势

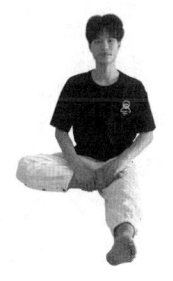 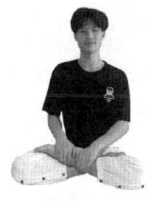 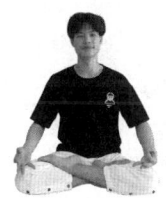

图4-2-7　莲花式连续动作

锻炼功效：盘腿可以减慢下半身的血液循环，从而增加上体，特别是胸、脑部的血液量，同时还可以使呼吸系统通畅。莲花坐有助于使人的身体稳定而安静。

（五）雷电式

雷电式又叫雷电坐，是一种可缓解背部紧张的安全坐姿，其固定姿势如图4-2-8所示。

动作方法：两膝跪地，臀部坐在两脚内侧及两脚后跟之间，两膝并拢，两小腿胫骨和脚背着地，大脚趾互相交叉，两脚跟向外，背部挺直。

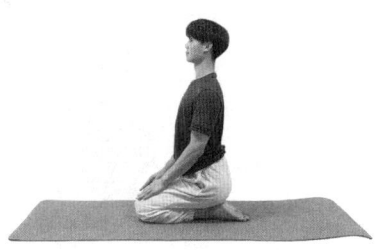

图4-2-8　雷电式固定姿势

锻炼功效：雷电式是一种极好的冥想姿势，对患有坐骨神经痛的人非常适宜。雷电式有助于使心灵平和宁静，同时还可提高消化系统功能。

二、坐姿直立瑜伽

坐姿直立瑜伽包括坐姿伸展式、牛面式、半剪式、坐姿抱腿式和射箭式等。

（一）坐姿伸展式

坐姿伸展式是瑜伽最基本的坐姿，是在上体直立的基础上，通过手臂上伸使脊柱得到伸展的练习方法，其固定姿势如图4-2-9所示。

动作方法：由简易坐或莲花式坐姿开始。这个练习应由小幅度的练习开始，逐渐过渡到大幅度的练习。首先是两臂向上举起，再慢慢还原。幅度由小到大逐渐增加。

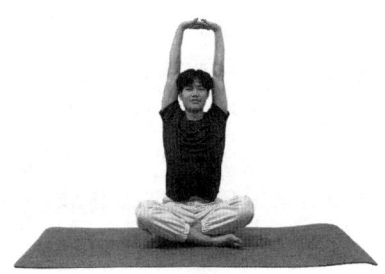

图4-2-9　坐姿伸展式固定姿势

最后是两手腹前十指交叉，低头下颌收于胸骨上，之后两手掌心翻转向上，两臂尽量向上带动脊柱伸展，背部要伸直（自然呼吸）。保持这一姿势，然后两手分开，手臂慢慢落下。可交换两腿的位置，反复做这个练习（图4-2-10）。

呼吸配合：手臂上伸时，吸气；手臂落下时，呼气；翻腕低头时，呼气；手臂上伸时，吸气；保持伸展姿势时，自然呼吸；手臂落下时，呼气。

意念引导：感到自己稳如泰山，髋、膝、踝放松，随着手臂的上伸，感到由手臂带动脊柱伸展，背部血液循环加强，缓解肩部僵硬与紧张状态。

锻炼功效：减少两腿血液循环，增加上体特别是胸腔和脑部的血流量。扩胸有利于呼吸畅通。可以消除双肩僵硬强直和风湿痛。

注意事项：如莲花坐感到髋、膝不适，可以简易坐姿进行练习。

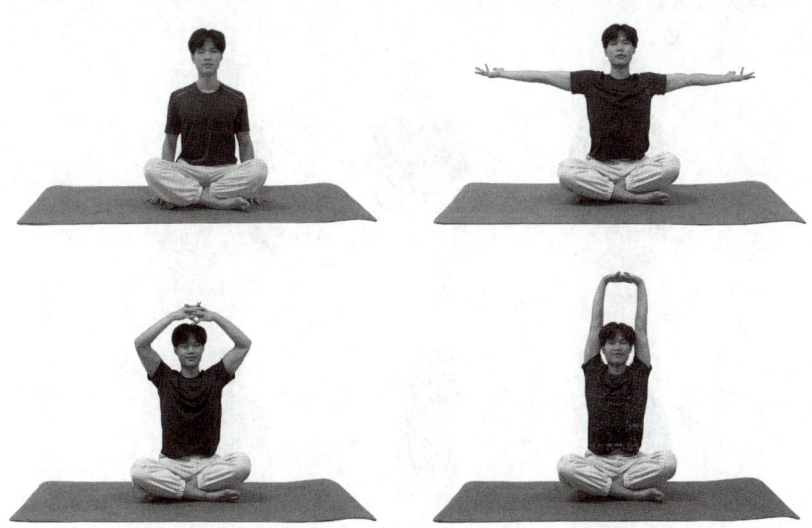

图 4-2-10　坐姿伸展式连续动作

坐姿伸展式视频

（二）牛面式

牛面式是因为这一姿势从后面看很像一张牛脸而得名，其固定姿势如图 4-2-11 所示。

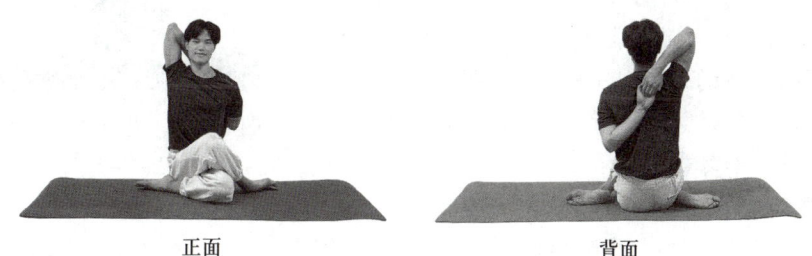

正面　　　　　　　　　　　　背面

图 4-2-11　牛面式固定姿势

动作方法：直腿坐，两手撑地使臀部离开地面，屈左膝，向体后收回左脚，屈右腿置于左大腿上，双腿交叉，臀部坐在两脚之间，脚离臀部越近越好，背部保持垂直。左右手在背后上下扣拉，置于肩胛骨之间，眼睛向前看。保持这个姿势，自然呼吸3~8次。还原后，换另一侧重复此动作（图4-2-12）。

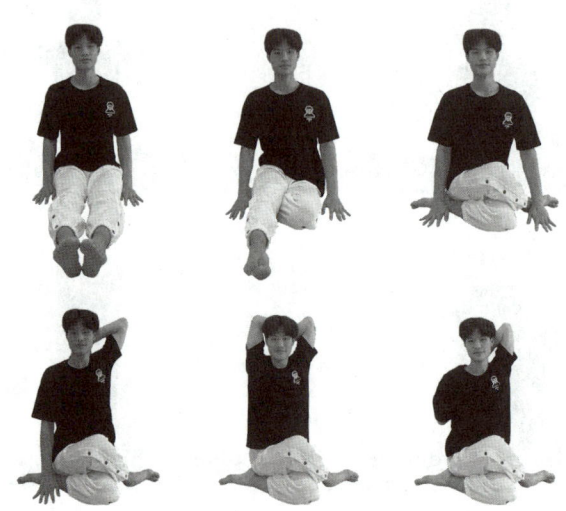

图4-2-12　牛面式连续动作

呼吸配合：在完成这一姿势时自然呼吸。

意念引导：感到背部肌群伸展，扩胸，肩部牵拉，腿部肌肉松弛，调整身体保持平衡。

锻炼功效：伸展背阔肌，扩胸，增强肩关节的柔韧及灵活性。通过调整体位增强平衡感。

注意事项：腿、膝、肩、肘、臂等有伤病者，练习时要量力而行。最初可借助绳子，一只手握绳子的一端，让绳子沿着脊椎下垂，另一只手抓住绳子下端，两只手可越拉越近（图4-2-13），注意身体平衡，防止向一侧倾倒。

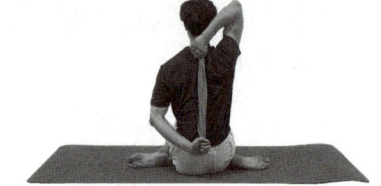

图4-2-13　牛面式简化练习

（三）半剪式

半剪式动作为一腿弯曲，一腿伸直，其固定姿势如图4-2-14所示。

动作方法：垫上直腿坐，脊柱尽量向上伸展。右腿屈膝靠胸，脚掌着地，脚跟尽量接近臀部，右手从外侧握住右踝。上体稍前屈，左手向前抓住左脚掌。左手将左脚上抬拉起，左膝伸直，上体随之向上挺直，背部伸展、收腹、立腰，重心略后移。右手握右踝离地。保持这一姿势，自然呼吸 4~8 次，然后手脚分开，两腿伸直，直腿坐（图 4-2-15）。再进行另一侧练习。

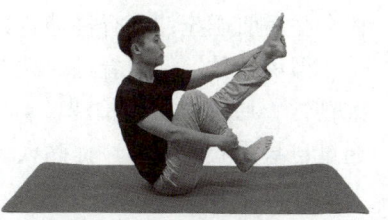

图 4-2-14　半剪式固定姿势

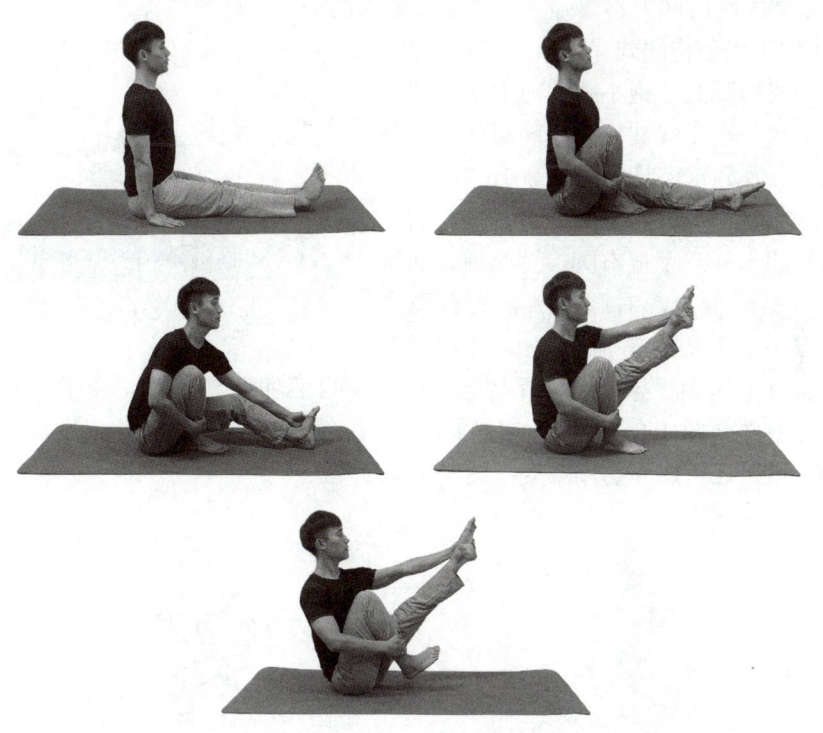

图 4-2-15　半剪式连续动作

半剪式视频

呼吸配合：向上伸展脊柱时，吸气；身体略前屈手扶脚时，呼气；把脚抬起时，吸气；保持姿势时，自然呼吸；放脚时，呼气。

意念引导：意念引导从下背部开始直立，感到收腹、立腰、背部的伸展，体会腿后肌群拉伸、脊柱伸长、身体平稳的感觉。

锻炼功效：伸展脊柱，拉伸背部肌肉，促进其血液循环，提高腿部肌群的柔韧性。通过收腹、抬腿，对消化器官进行挤压、按摩，提高消化系统功能。通过自身重心的调整，提高人体平衡能力。

注意事项：腿部柔韧性低下者，不能使膝关节完全伸直时，允许略有弯曲。举腿时，要靠大腿前部肌群收缩腹部肌肉，带动腿部的举起及控制，避免只靠手臂力量将腿抬起。双腿均离地时，要调整好身体重心，谨防后倒。初学者在姿势控制时间上不要强求，要随着能力的提高而逐渐加长。

（四）坐姿抱腿式

坐姿抱腿式手抱小腿，宛如抱着婴儿一般。这一坐姿常被作为搬腿类姿势的基础练习，其固定姿势如图4-2-16所示。

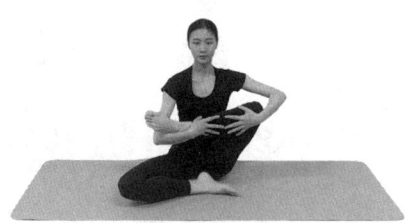

图4-2-16　坐姿抱腿式固定姿势

动作方法：简易坐，伸直脊椎，右腿放在左腿上。双手把右脚抬至胸前，右脚放在左臂弯曲处，右膝盖放在右臂弯曲处，双手指交叉抱右小腿，使右小腿尽量靠近胸部，宛如手抱婴儿。保持这一姿势，自然呼吸2~6次。两手分开，慢慢放下右腿（图4-2-17）。返回起始姿势后，休息片刻，换腿做。当掌握了这一动作后，还可加强动作难度（图4-2-18）。

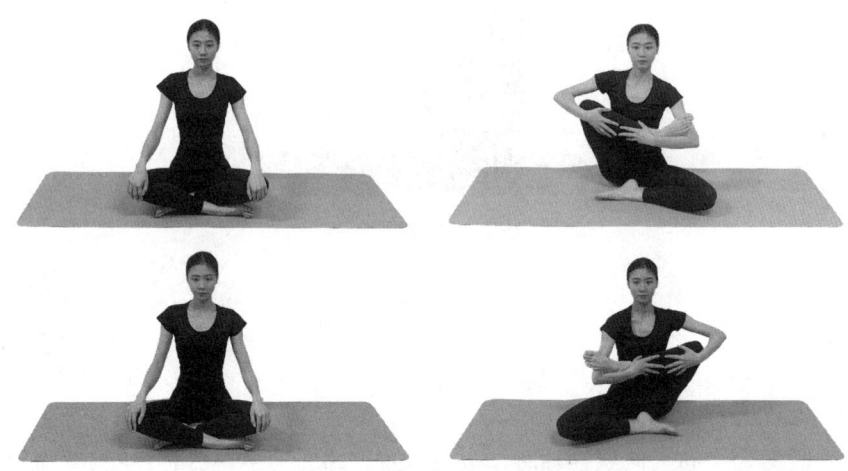

图4-2-17　坐姿抱腿式连续动作

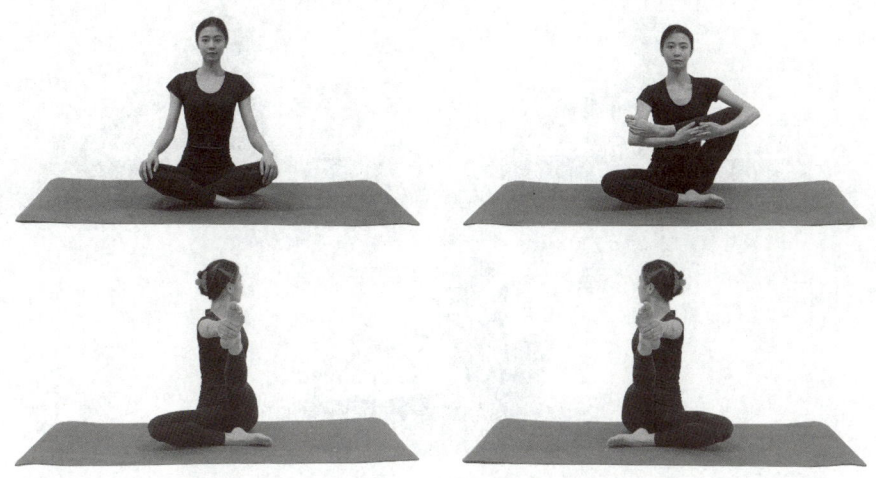

图 4-2-18　坐姿抱腿式加强连续动作

坐姿抱腿式视频

呼吸配合：脊柱伸展时，吸气；手臂放下搬腿时，呼气；将腿搬起时，吸气；保持固定姿势时，自然呼吸；放下腿还原时，呼气。

意念引导：搬起腿时，髋、膝放松，手臂抱腿时，立腰、收腹，要像抱着婴儿一样，轻轻将腿抬起，再轻轻将腿放下。

注意事项：搬腿的高度要视情况而定，要逐渐抬高腿的高度，以防腿部肌肉拉伤。最初两手不能相交抱腿时，允许两手分开。

（五）射箭式

射箭式因姿势像拉满的弓箭而得名，其固定姿势如图 4-2-19 所示。

动作方法：坐位，身体稍前倾，直背，两手分别于体前抓住两脚大拇指，伸展脊椎，目视前方，右腿向外侧弯曲，躯干转向右边。注意抬头挺胸，向前看，仿佛正在瞄准前方的目标。左腿直，左

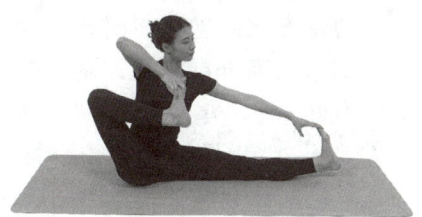

图 4-2-19　射箭式固定姿势

脚勾，左手抓住左脚大拇指。重心位于两臀之间，保持这一姿势时，自然呼吸 3～6 次，还原后休息片刻，做相反方向的练习（图 4-2-20）。

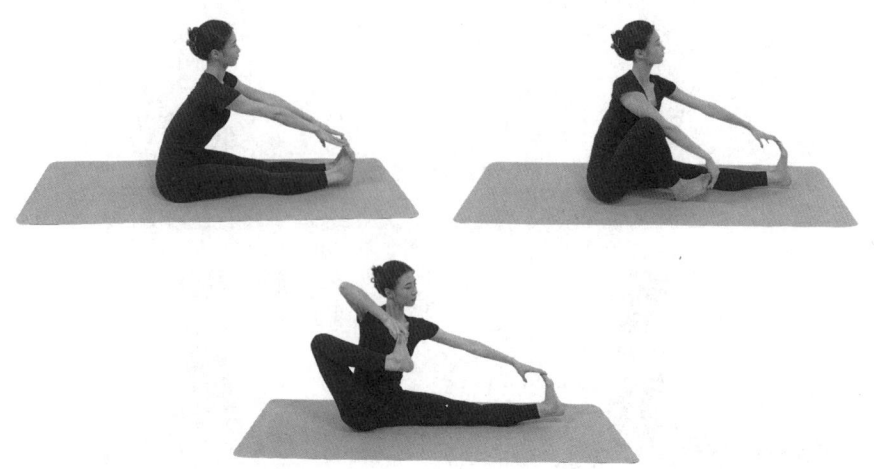

图 4-2-20　射箭式连续动作

呼吸配合：伸展脊柱时，吸气；抬腿转体时，呼气；保持固定姿势时，自然呼气；腿还原时，呼气。

意念引导：把意念集中于手脚，感觉自己的身体像拉满的弓箭。

注意事项：此姿势具有一定难度，不要勉强完成，以免拉伤身体。

三、坐姿前屈瑜伽

（一）束角式

束角式是瑜伽中较为典型的姿势，又称蝴蝶式，由于弯曲的两腿像蝴蝶而得名，其固定姿势如图 4-2-21 所示。

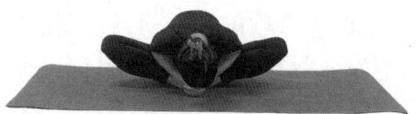

图 4-2-21　束角式固定姿势

动作方法：坐位，两腿屈膝，两脚心相对。两膝外展下压。两手抓脚，使脚跟靠近身体，脊柱伸展。躯干从骶椎开始由下至上逐渐前倾，脊柱伸直，扩胸微前倾。当前倾至最大幅度时，上体放松，脊柱弯曲，两肘、两膝尽量外展下压。同时体会鼻尖、下巴贴近地面的感觉。保持这一姿势时自然呼吸6~8次（图 4-2-22）。

呼吸配合：抓脚坐好，脊椎伸展时，吸气；上体下压时，呼气；保持固定姿势时，自然呼吸；上体抬起时，吸气；放开手脚还原时，呼气。

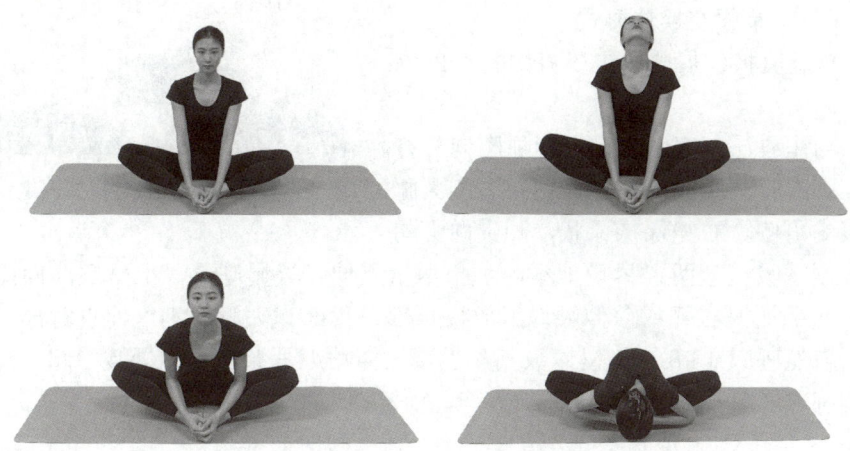

图 4-2-22　束角式连续动作

意念引导：在意念的引导下完成上述练习。体会由骶椎、腰椎、胸椎、颈椎逐渐向前伸展的感觉，在身体放松后，上体尽量贴地，把注意力集中于腹部。

锻炼功效：由于采用膝外展的坐姿，增加了髋关节的灵活性，减轻大腿、膝、脚踝所承受的压力。通过有规律的呼吸，促进腰腹部的血液流通，对消除坐骨神经痛和防止疝气非常有益，对有泌尿系统疾病的人是一个较好的练习方法。

注意事项：患有高血压和心脏病的练习者，不要使身体全部前俯到地上，控制到前倾45º即可。动作熟练后，可增加动作幅度，如手臂前伸，手掌着地，手心向下。尽量伸展脊柱。如膝关节的柔韧性较差可以降低动作难度。柔韧性较好的则可以增加动作难度并反复练习，以促进髋关节柔韧性的提高（图 4-2-23）。

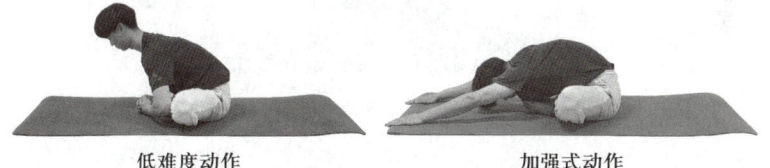

低难度动作　　　　　　　加强式动作

图 4-2-23　束角式低难度和加强式动作

束角式视频

（二）单腿交换伸展式

单腿交换伸展式固定姿势如图 4-2-24 所示。

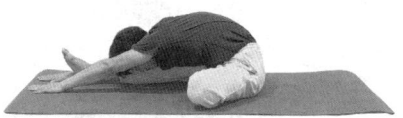

图 4-2-24　单腿交换伸展式固定姿势

动作方法：直腿坐，左腿屈膝向外打开，脚跟收至腹股沟部位，贴在右侧大腿上段的内侧。右腿保持原状，脚尖向上勾起。慢慢吸气，两臂尽量上举，手指尽量上伸。慢慢呼气，上体逐渐向前弯曲，两手抓握右脚或前伸触地。放松颈部、背部和大腿肌肉，伸直背部，停留，自然呼吸 4~8 次。慢慢吸气，手臂上伸贴近耳朵，上体慢慢抬起，换另一侧练习（图 4-2-25）。

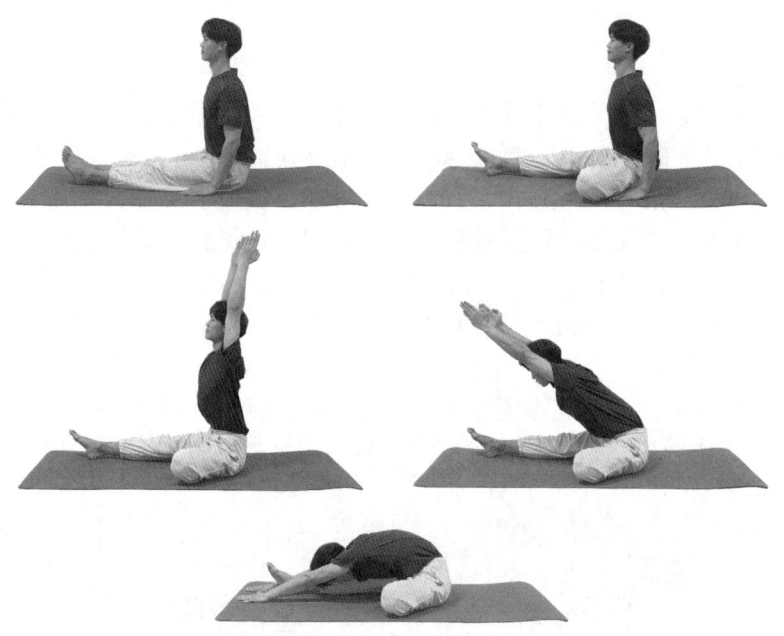

图 4-2-25　单腿交换伸展式连续动作

呼吸配合：手臂上伸时，吸气；上体前屈时，呼气；保持固定姿势时，自然呼吸；上体抬起时，吸气；手臂放下时，呼气。

意念引导：体会手臂上伸时尽量向上伸展并带动脊柱伸展。上体前屈时由骶椎、腰椎、胸椎、颈椎依次伸展前屈，体会整个背部肌肉被拉伸的感觉。当身体放松时，意念应集中在两眉之间，上体抬起时，体会背部由下至上的伸展过程。

锻炼功效：促进腿部柔韧性的提高，促进背部血液循环，滋养脊柱神经。上体的运动有助于提高消化系统功能。

注意事项：有背部疾患者，头不要贴紧膝关节。可以降低动作难度（图4-2-26）。

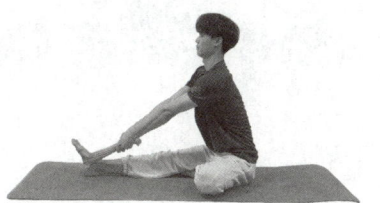

图 4-2-26　单腿交换伸展式
降低动作难度

单腿交换伸展式视频

（三）坐前倾式

坐前倾式固定姿势如图 4-2-27 所示。

动作方法：坐位，两腿并拢前伸，两脚尖勾起，脚跟尽量用力前伸。收腹、立腰，两肩放松置于体侧，手心触地。

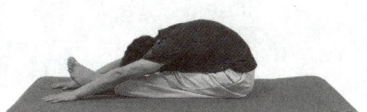

图 4-2-27　坐前倾式固定姿势

双臂慢慢向后上伸，上体尽量向上伸展。从骶椎开始向前倾，脊柱尽量伸展，手臂紧贴两耳。上体前倾到最大幅度时放松，前额尽量贴近大腿，手抓脚踝或前伸触地。停留时，背部、腿部尽量放松，自然呼吸 4~8 次。上体慢慢抬起，手臂慢慢落下。练习可以反复进行（图 4-2-28）。

呼吸配合：背部伸展、手臂上伸时，吸气；上体前屈时，呼气；保持固定姿势时，自然呼吸；上体抬起时，吸气；手臂下落时，呼气。

意念引导：体会手臂带动脊柱伸展，上体前倾时脊柱由下至上向前拉伸，体会脊柱既伸展又很放松的感觉。

锻炼功效：通过脊柱伸展，增加脊椎的血液输送，增进脊柱健康，恢复朝气。对治疗痔疮、便秘以及肾脏和肝脏功能失调有帮助，同时还能促进副交感神经系统兴奋。

注意事项：背部有伤者慎做。不要勉强，感到不舒服时即停止，减缓拉伸程度。高血压患者做此动作时让脊椎保持伸直，与腿部成 45º 角即可。在初学期间，可降低难度，如提高坐位高度、借助绳子等（图 4-2-29）。

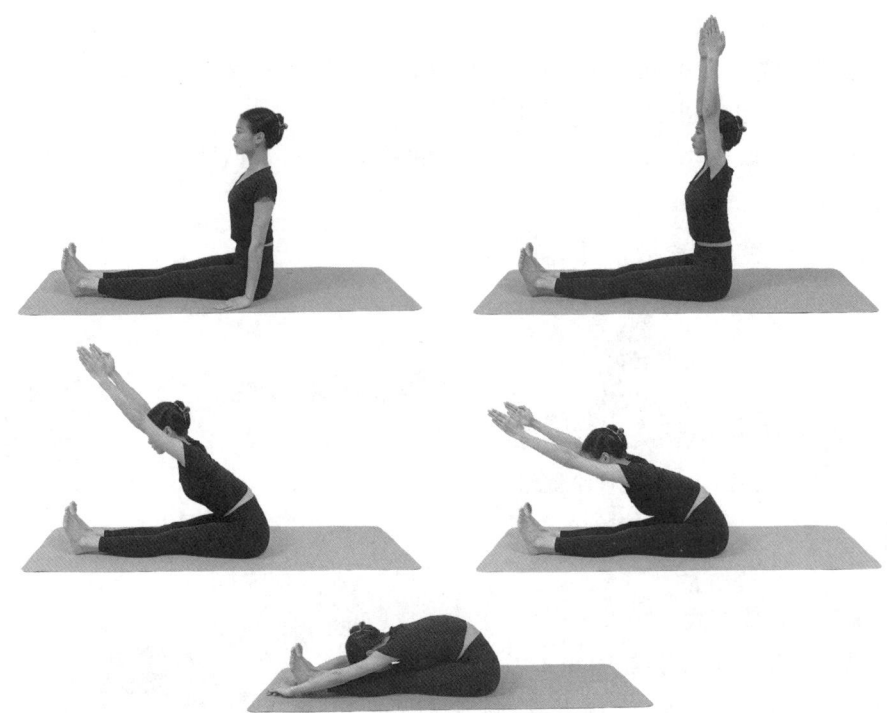

图 4-2-28　坐前倾式连续动作

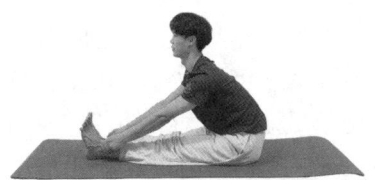

图 4-2-29　坐前倾式降低动作难度

（四）坐角式

坐角式固定姿势如图 4-2-30 所示。

动作方法：坐位，两手在体前撑地，两腿伸直，尽量分开，脊柱向上伸展。上体前倾，背伸直，头、颈与躯干保持一致，手臂向前推进。上体前屈到最大幅度，躯干放松，尽量贴近地面。停留，自然呼吸 4~8 次。上体慢慢抬起，同时保持脊柱伸展，然后放松身体（图 4-2-31）。

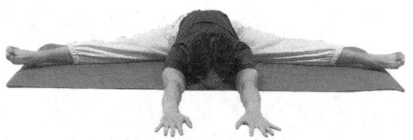

图 4-2-30　坐角式固定姿势

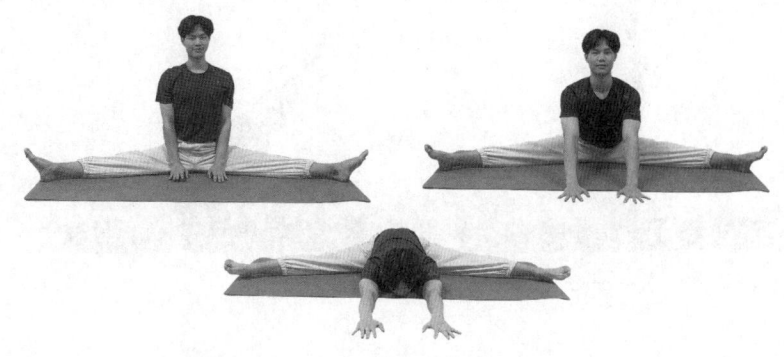

图 4-2-31　坐角式连续动作

呼吸配合：分腿坐地伸展时，吸气；上体前屈时，呼气；保持上体前屈姿势时，自然呼吸；上体慢慢抬起时，吸气；上体放松时，呼气。

意念引导：分腿坐后感到两腿放松，两腿后肌群拉长。上体前屈时，感觉到脊柱由骶椎到颈椎逐渐向前、向下运动，体会背部肌肉的拉伸，随着上体向下，而感受盆腔内器官受到挤压与按摩，盆腔血液循环在加强。

锻炼功效：加强骨盆区域的血液循环，促进生殖器官的健康。背部得到很好的伸展，肌肉弹性增加，髋部、腿部柔韧性、灵活性增强。伸展腿后肌群，放松髋部，可以缓解坐骨神经痛。

注意事项：对于患有高血压和心脏病的练习者，头部不要低于心脏，也可以在身体前倾时用手撑地面，脊柱与双腿成45°。如果背部肌肉过于僵硬，可垫高臀部，减缓对背部的过度拉伸。如大腿内侧或后背肌肉紧张，可以稍屈膝关节，降低动作难度。对身体柔韧性好的练习者可增加动作难度（图4-2-32）。

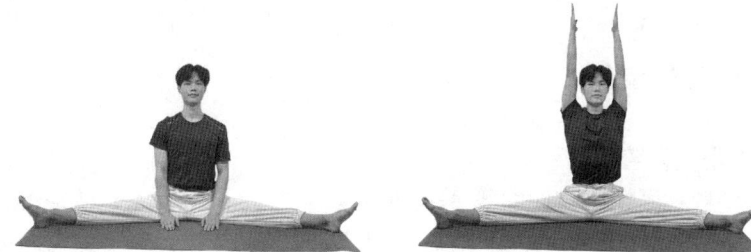

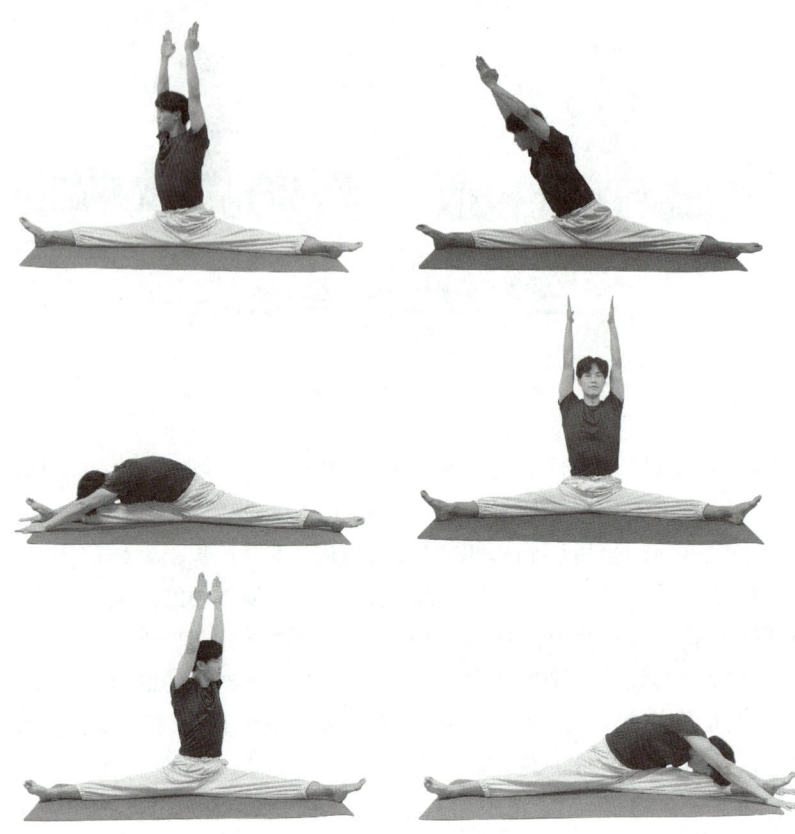

图 4-2-32　坐角式增加难度连续动作

坐角式视频

四、坐姿侧屈瑜伽

（一）坐位侧弯式

坐位侧弯式固定姿势如图 4-2-33 所示。

动作方法：盘腿坐（即简单式），两臂侧平举。右臂侧伸上举，身体左侧屈，右臂随之向左伸展，左臂自然置于左侧垫上。保持这一姿势，自然呼吸 4~8 次。身体慢慢

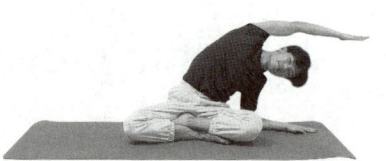

图 4-2-33　坐位侧弯式固定姿势

回位，手臂慢慢落下。休息片刻后，换另一侧进行练习（图 4-2-34）。

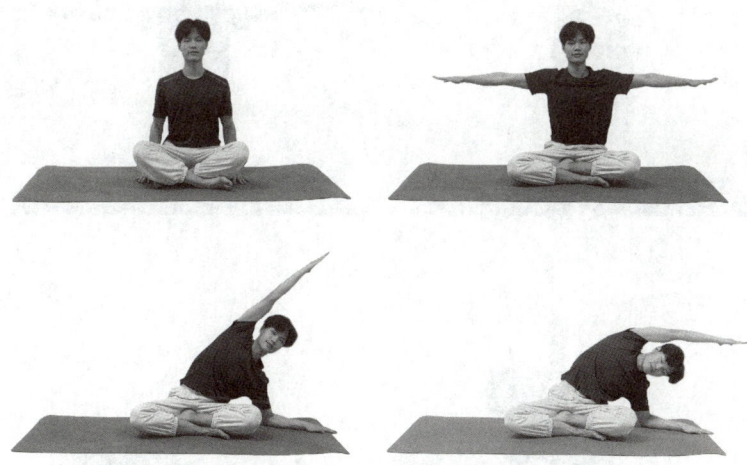

图 4-2-34　坐位侧弯式连续动作

坐位侧弯式视频

呼吸配合：手臂上举时，吸气；身体侧屈时，呼气；保持固定姿势时，自然呼吸；身体回正时，吸气。

意念引导：身体侧屈时，感受一侧肢体被拉伸，另一侧肢体被挤压。

锻炼功效：牵拉身体两侧肌肉、韧带，并增加脊柱的柔韧性。

（二）门闩式

门闩式因姿势形似门闩而得名，其固定姿势如图 4-2-35 所示。

动作方法：跪立，左腿向侧伸直，左脚掌着地，两臂侧平举（吸气）。躯干左屈，左臂随之左下摆，躯干和左臂左屈靠左腿，右臂随之上举并经上向左摆，并与左臂相合（呼气）。保持这一姿势，自然呼吸 4~8 次。然后双臂慢慢还原，左腿回位（图 4-2-36）。稍做休息后进行反方向练习。

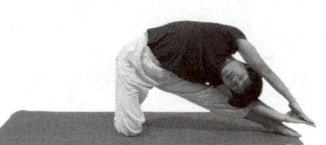

图 4-2-35　门闩式固定姿势

呼吸配合：脚侧伸时，吸气；身体侧屈时，呼气；保持固定姿势时，自然呼吸；躯干抬起回位时，吸气；手臂放下脚回位时，呼气。

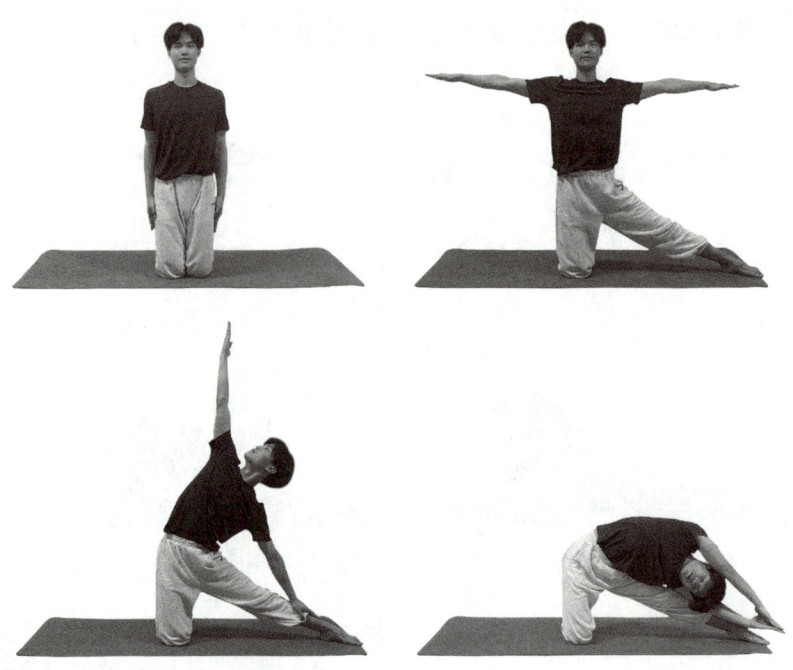

图 4-2-36　门闩式连续动作

门闩式视频

意念引导：体会躯体两侧及肩部的充分拉长与收缩的感觉。

锻炼功效：提高脊柱的柔韧性。身体侧向弯曲，有助于消除腰部脂肪。

五、坐姿扭转瑜伽

（一）简化脊柱扭动式

简化脊柱扭动式是进行脊柱扭转练习的简单练习法，其固定姿势如图 4-2-37 所示。

动作方法：直腿坐，两手撑于体侧，右手移至左手侧，两手逆时针转 180°，指尖向后，右脚置于左膝外侧，头及脊柱转

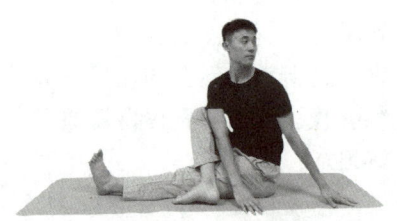

图 4-2-37　简化脊柱扭动式固定姿势

向左后。保持这一姿势,自然呼吸,还原后再进行另一侧练习(图4-2-38)。

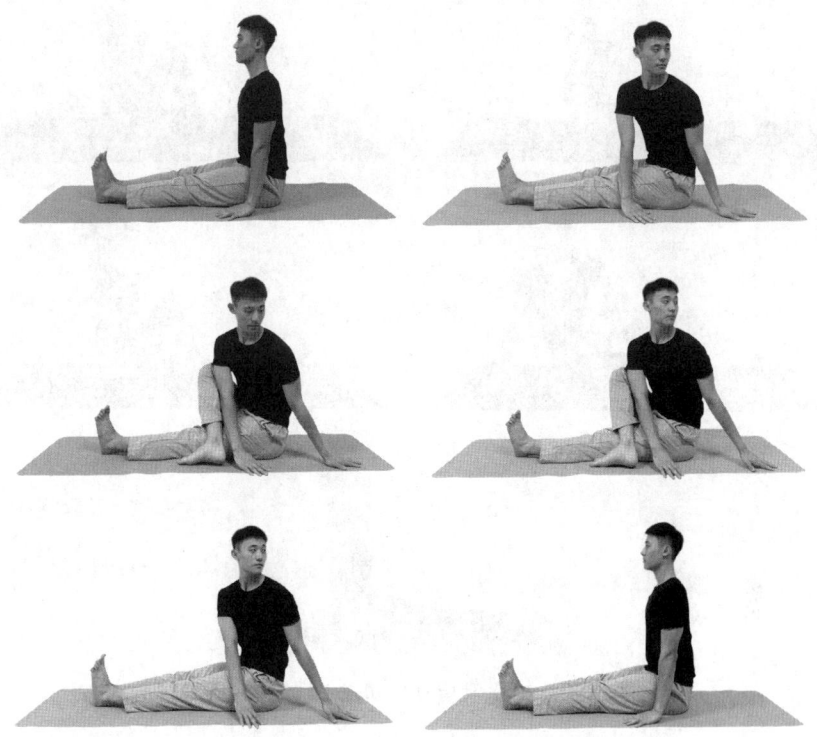

图4-2-38 简化脊柱扭动式连续动作

呼吸配合:坐直脊柱伸展时,吸气;脊柱扭转时,呼气;保持姿势时,自然呼吸;脊柱回位时,吸气。

意念引导:体会头部带动脊柱扭转的感觉。

锻炼功效:适用于脊柱活动受限者恢复脊柱机能,有助于消除较轻的背痛。

注意事项:这个姿势虽然简单,但练习者也不可大意,动作要渐进式进行,当能顺利完成这一动作时再尝试另一种练习(图4-2-39)。

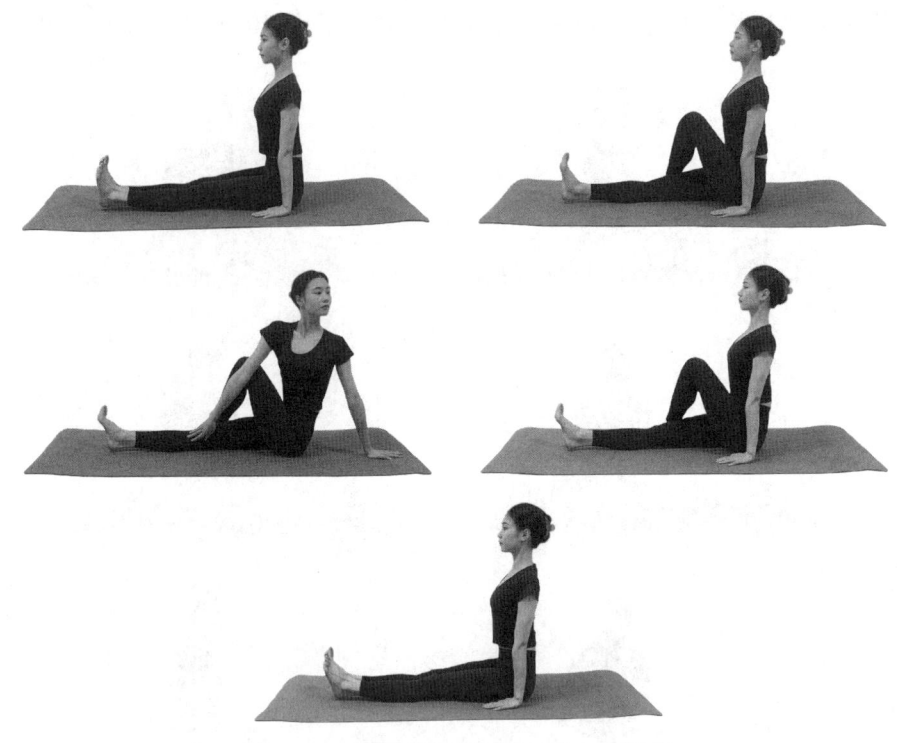

图 4-2-39　简化脊柱扭动式（另一种练习）

（二）半莲花扭动式

半莲花扭动式固定姿势如图 4-2-40 所示。

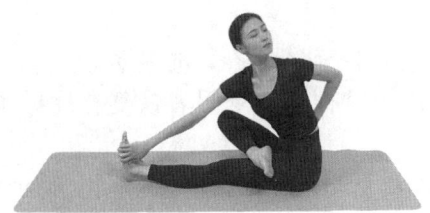

图 4-2-40　半莲花扭动式固定姿势

动作方法：两脚并拢直腿坐，右腿屈膝，右脚放在左侧腹股沟处，躯干左转，左臂尽量背伸，右手尽量前伸，放在左脚前，头尽量左转。保持这一姿势，自然呼吸 4~8 次，上体回转，右腿回原位成开始姿势。稍做休息后，反方向练习（图 4-2-41）。

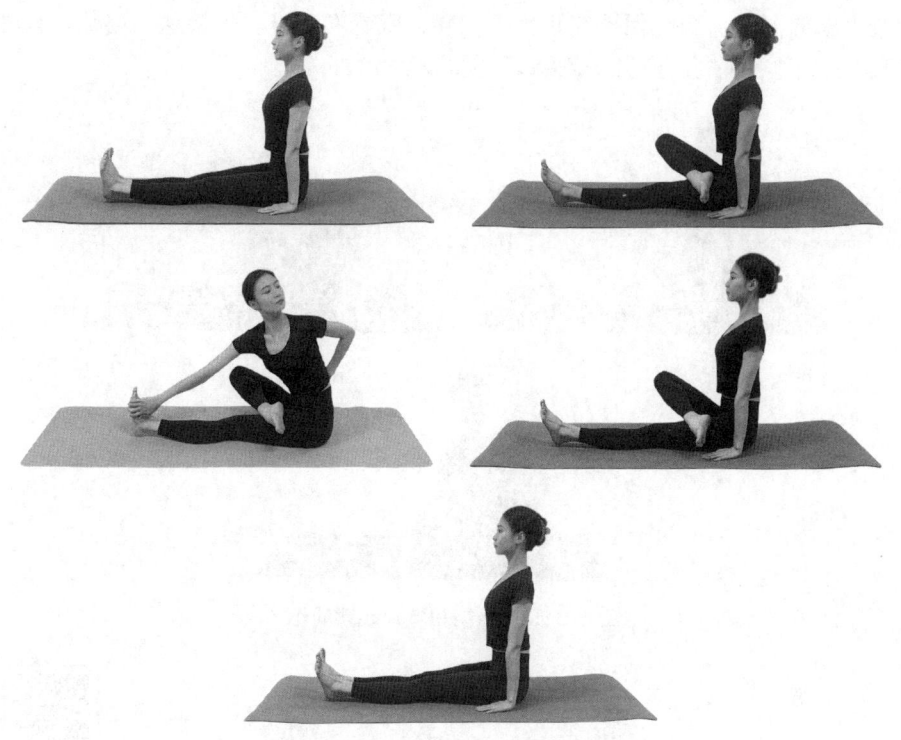

图 4-2-41　半莲花扭动式连续动作

呼吸配合：坐地，屈膝脊柱伸直时，吸气；脊柱扭转时，呼气；保持固定姿势时，自然呼吸；身体回位时，吸气；腿放下回位时，呼气。

意念引导：意念引导脊柱的扭转，感受背部、腰部肌肉的拉伸。

锻炼功效：通过脊柱的扭转，增加脊柱柔韧度，拉伸腰背肌肉，可以缓解腰背疼痛，增加肠胃蠕动，改善消化系统功能。

注意事项：脊柱扭转时的速度与力度应由慢到快、由小到大。右腿所放位置应量力而行。对髋部柔韧性较差者，可选择简化脊柱扭动式进行练习。

（三）坐姿扭转式

坐姿扭转式是瑜伽中较为常用的练习方式，其固定姿势如图 4-2-42 所示。

动作方法：直腿坐，脊柱伸展，左腿弯曲平放左脚，尽量使右脚跟贴近左胯。右腿屈置于左腿的外侧，右脚跟尽量靠近臀部。右手尽量体后撑地。左臂伸直，手心向前放

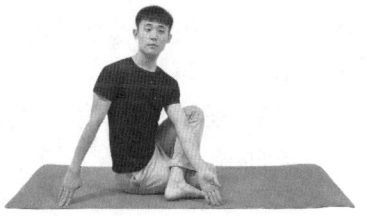

图 4-2-42　坐姿扭转式固定姿势

于左大腿的内侧,脊柱保持在正中位左转,眼看右后方。保持这一姿势,自然呼吸3~8次。回位,换另一侧练习(图4-2-43)。

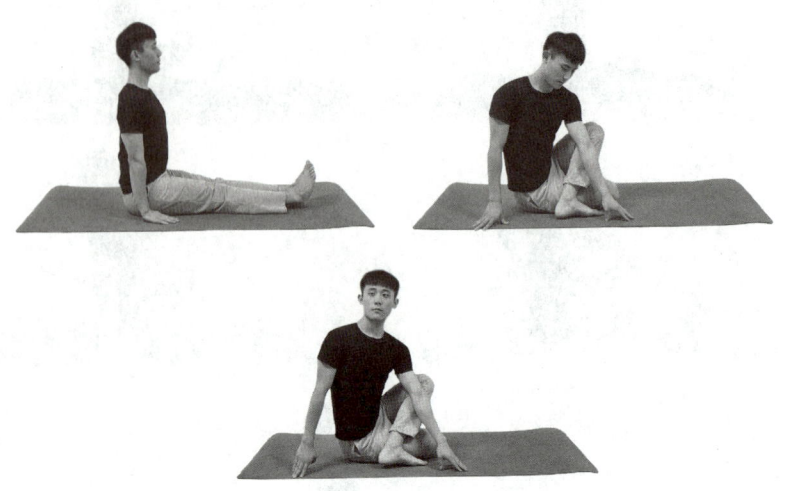

图4-2-43 坐姿扭转式连续动作

坐姿扭转式视频

呼吸配合:脊柱向上伸展时,吸气;脊柱扭转时,呼气;保持固定姿势时,自然呼吸;脊柱回位时,吸气;身体放松还原时,呼气。

意念引导:意念引导脊柱扭转,脊柱位于正中位,体会脊椎由下至上扭转的感觉。

锻炼功效:对神经系统有较好的锻炼效果,可以挤压、按摩腹部器官,促进肠蠕动,挤压迷走神经和自治神经系统的根部,增加背部肌肉的血液循环。对治疗轻微的脊椎错位有帮助。

注意事项:做脊柱扭转动作时,要慢且渐进进行。脊椎有伤者,练习前应咨询医生,若允许练习,最好从简易扭转式开始。练习时应使脊柱伸展,并保持正中位。

(四)圣哲玛里琪第一式

圣哲玛里琪第一式固定姿势如图4-2-44所示。

动作方法:直腿坐(吸气),左腿屈膝,脚跟靠近臀部,全脚掌着地,并垂直于地面。上体稍屈,头左转,左腋窝贴于左小腿胫骨,左右手于腰背部相握。保持这一姿势，自然呼吸 3~4 次后，如身体柔韧度允许，可再尽量前屈，并再保持此姿势呼吸 3~4 次。还原稍事休息后，反方向练习（图 4-2-45）。

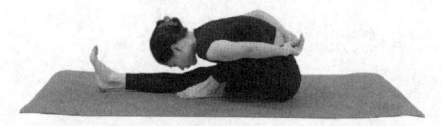

图 4-2-44　圣哲玛里琪第一式固定姿势

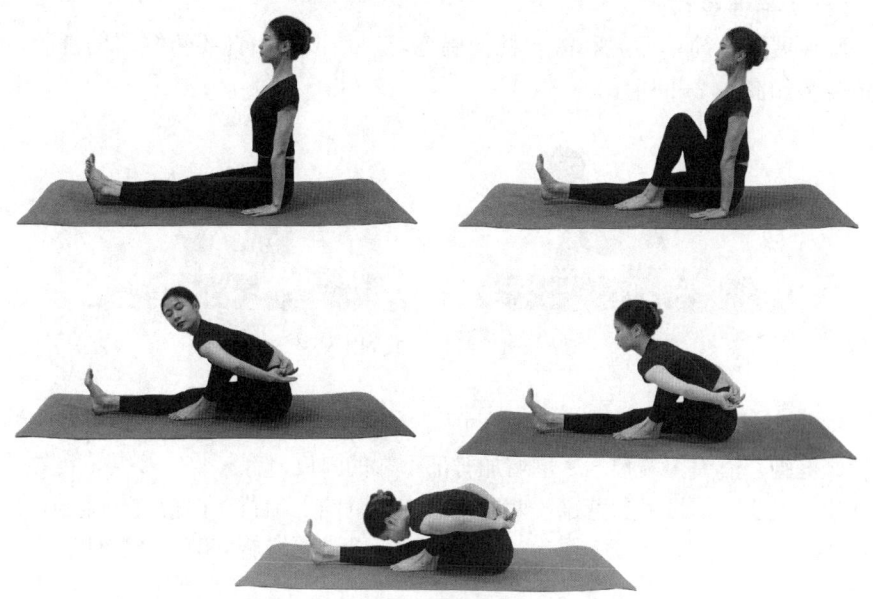

图 4-2-45　圣哲玛里琪第一式连续动作

呼吸配合：背挺直时，吸气；上体前屈时，呼气；保持固定姿势时，自然呼吸；抬起上体时，吸气；还原时，呼气。

锻炼功效：由于腹部内脏器官受到挤压，使膈肌血液循环增加，这有助于内脏器官的健康。患有支气管炎、肠胃病的人，练习时会受益。这一姿势有强化背部、肩膀、双臂和双腿肌肉的作用。

注意事项：这一姿势对肩、臂、背、腿的柔韧性要求较高，练习时不要勉强，以避免损伤。

第三节　跪姿瑜伽

跪姿瑜伽是瑜伽练习中较为重要的练习之一。

一、基础跪姿瑜伽

（一）猫伸展式

猫伸展式是简单而温和的脊柱伸展练习，是很多后仰姿势练习的基础，其固定姿势如图 4-3-1 所示。

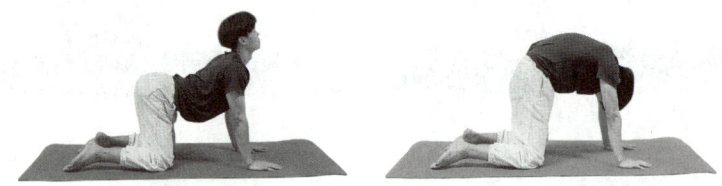

图 4-3-1　猫伸展式固定姿势

动作方法：跪坐，伸直背部。两手在体前撑地，成四肢支撑的姿势。翘臀凹背、挺胸、抬头、塌腰，尽量增加背部下端的弧度。保持这一姿势，自然呼吸 2~4 次。低头，尽量弓起背部，两臂伸直，尽量向上顶背。保持这一姿势，自然呼吸 2~4 次。此姿势可重复练习（图 4-3-2）。动作熟练后可做"全猫伸展式"。

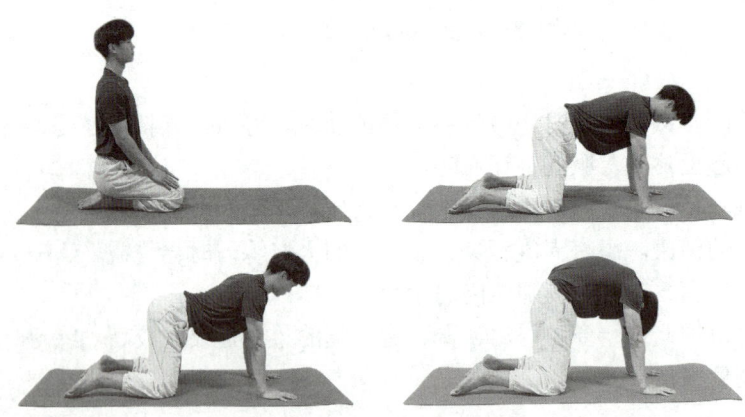

图 4-3-2　猫伸展式连续动作

呼吸配合：凹背时，吸气；保持姿势时，自然呼吸；凸背时，呼气；保持姿势时，自然呼吸；向前伸展时，吸气；保持姿势时，自然呼吸；后坐放松时，呼气。

意念引导：意念引导脊柱凹与凸，背凹时好似猫伸腰，背凸时，好像猫弓背。全伸展时腰、背、肩都应感到在充分拉伸。

锻炼功效：放松背部，缓解背部疼痛和疲劳。特别是全猫伸展式，对腰部疾患具有独到的功效。通过脊椎的凹凸活动，增加脊椎的灵活性，改善脊椎和脊椎神经的血液供应。通过扩胸，有利于呼吸系统的健康。此练习有利于减缓便秘症状。

注意事项：对颈椎病患者，尽量减缓颈部的活动。对腰椎间盘突出的患者，要缓慢进行，体会腰部感觉，若有不适马上停止。

全猫伸展式：手向前推移，直到额头贴着地面为止。臀部尽量上翘，塌腰（图 4-3-3）。

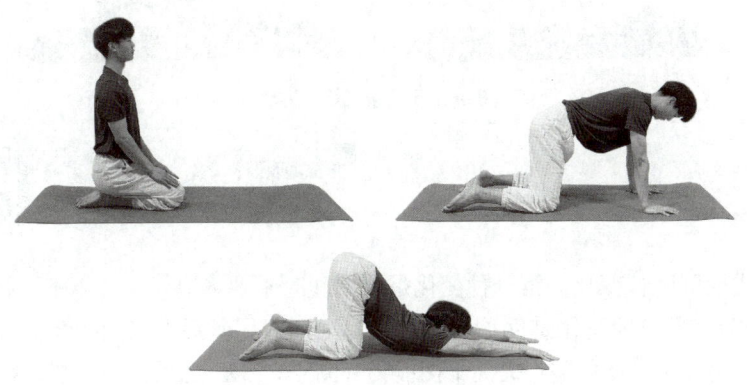

图 4-3-3　全猫伸展式连续动作

猫伸展式视频

（二）虎式

虎式是在猫伸展式基础上的一种变换式，其固定姿势如图 4-3-4 所示。

动作方法：跪姿，臀部坐于脚跟上，脊柱伸直，两手撑地，两眼向前平视，右腿向后伸展，塌腰，尽量上抬右腿，保持此姿势，自然呼吸 4~8 次。右腿下落，同时拱背，屈右腿

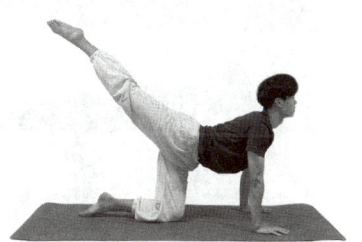

图 4-3-4　虎式固定姿势

贴近胸部（图 4-3-5）。

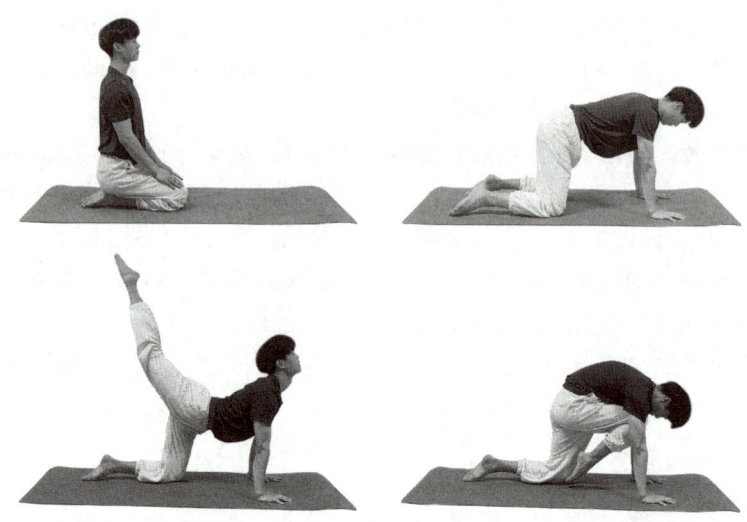

图 4-3-5　虎式连续动作

虎式视频

虎式也可进行变化，第一种变化是后抬腿时不要太高，头、躯干、脚呈一线（图 4-3-6）。第二种变化是后抬腿时允许弯曲，头尽量后仰（图 4-3-7）。第三种变化是抬起异侧手臂和腿，提高平衡能力（图 4-3-8）。之后换另一腿进行练习。

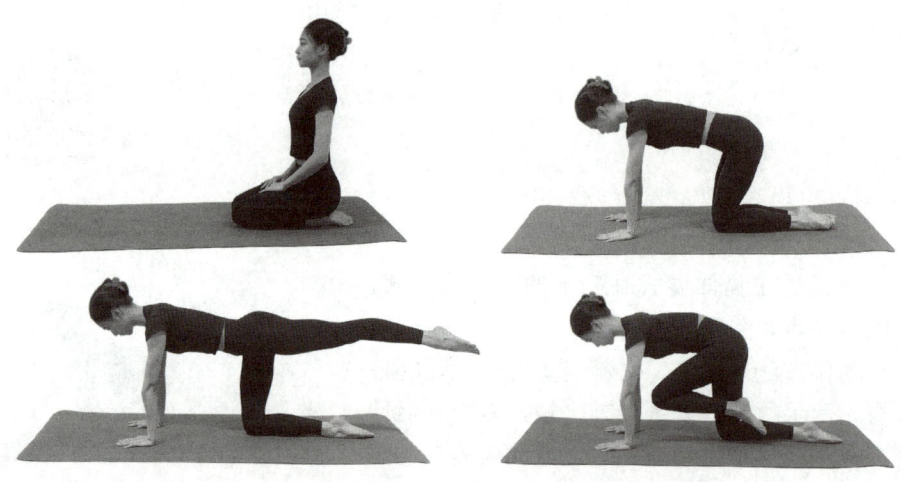

图 4-3-6　虎式第一种变化连续动作（降低难度）

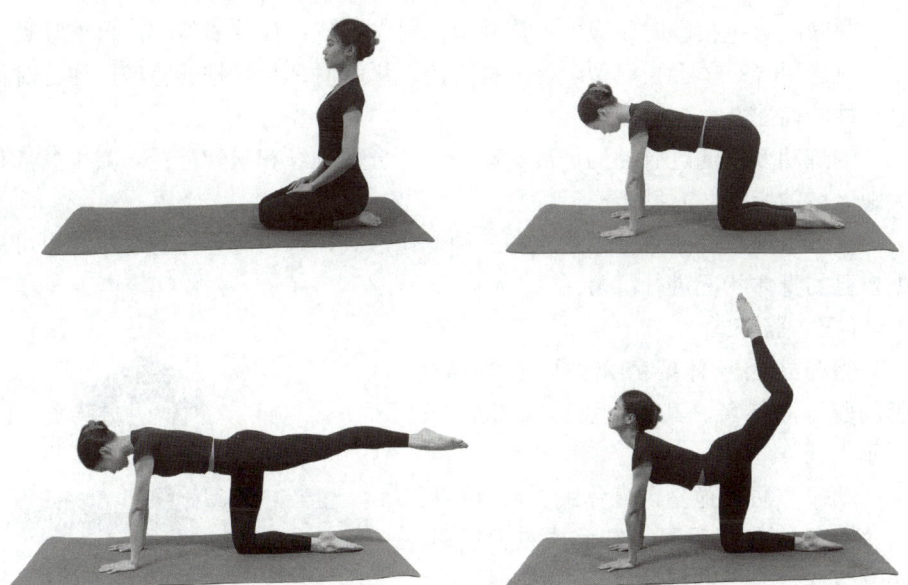

图 4-3-7　虎式第二种变化连续动作（加强难度）

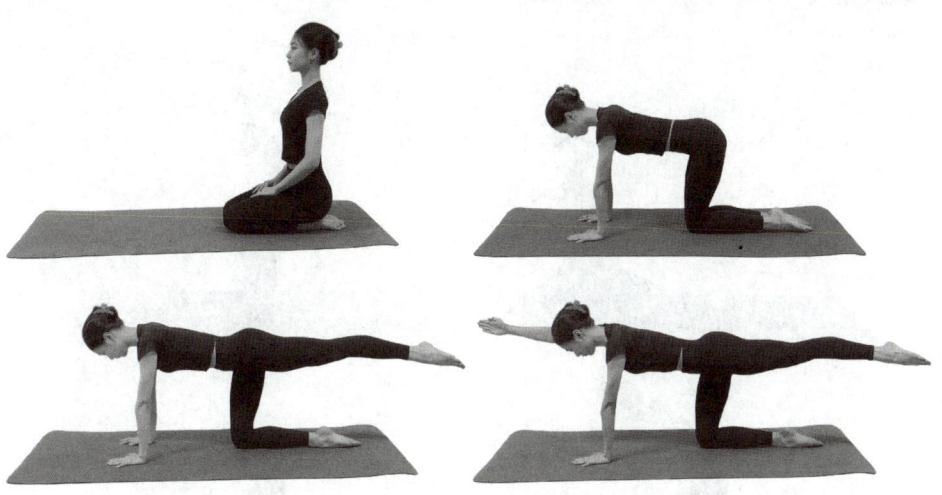

图 4-3-8　虎式第三种变化连续动作（加强难度）

虎式增加难度练习视频

第三节　跪姿瑜伽

呼吸配合：抬腿时，吸气；屈膝收回时，呼气；保持姿势时，自然呼吸。

意念引导：体会自己像老虎一样奔跑，举腿时体会脊柱的背伸，屈腿时体会脊柱的前屈。

锻炼功效：通过脊柱的伸展运动，强壮脊柱神经和坐骨神经。减少髋部和大腿区域的脂肪，有助于产后恢复。

注意事项：虎式有基本形式和三种变化形式，练习时可先易后难，也可根据自己的身体状况进行练习。

（三）骆驼式

骆驼式因身体姿势宛如骆驼背部凸起的驼峰而得名，其固定姿势如图 4-3-9 所示。

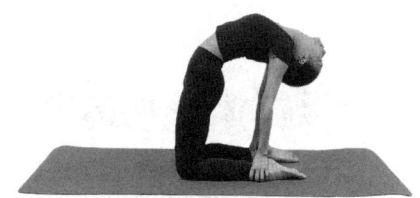

图 4-3-9　骆驼式固定姿势

动作方法：跪坐，直体跪立，身体后弯，左手扶左脚后跟，右手扶右脚后跟，头颈放松，充分伸展颈部，扩胸，拉伸大腿肌肉。保持这一姿势，自然呼吸 3~8 次。腹肌收缩将脊柱拉回到垂直姿势（或按完成时的顺序依次还原）（图 4-3-10）。

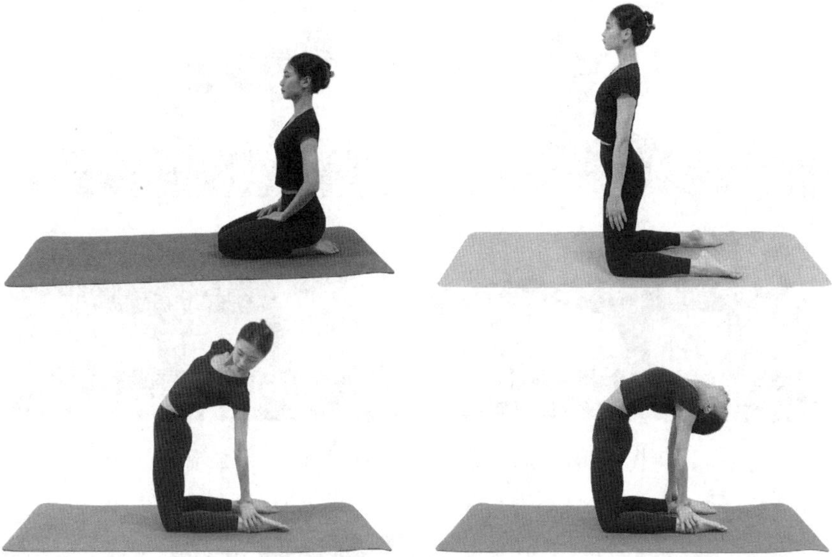

图 4-3-10　骆驼式连续动作

呼吸配合：身体后屈时，吸气；保持固定姿势时，自然呼吸；身体还原时，呼气。

意念引导：体会大腿、肩部、髋部、脊柱、胸部、头颈的拉伸与扩展，意念引导挖掘自身的潜能。

锻炼功效：这一姿势可伸展和强壮脊柱，通过脊柱弯曲，增加脊椎的弹性，滋养脊椎神经，促进血液循环，使脊柱重新充满活力。它有助于纠正驼背、肩下垂等不良体态，改善坐姿和站姿。通过头后仰，放松颈部，对哮喘、支气管炎和其他呼吸道疾病有保健作用。

注意事项：脊椎有外伤或颈部有问题的练习者慎练，注意避免颈部后弯。初学时可进行简化练习（图 4-3-11）。

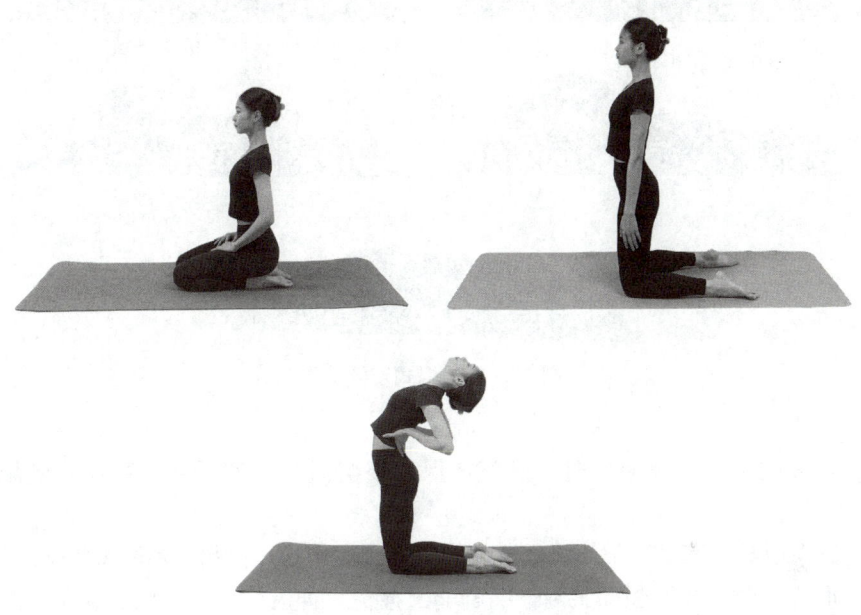

图 4-3-11　骆驼式简化连续动作

骆驼式视频

（四）榻式

榻式固定姿势如图 4-3-12 所示。

动作方法：直体分腿跪坐，两手放在两腿上，躯干慢慢后仰（呼气），两肘随之撑地，胸部挺起，伸展颈部，用头顶地把颈项和胸部挺起，背成拱形，两臂头上相交互抱。保持这一姿势，自然呼气。背、颈放松，慢慢滑躺在地面上，松开双手（吸气）。还原（图4-3-13）。

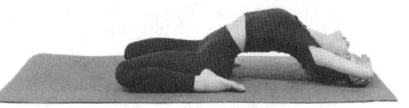

图4-3-12　榻式固定姿势

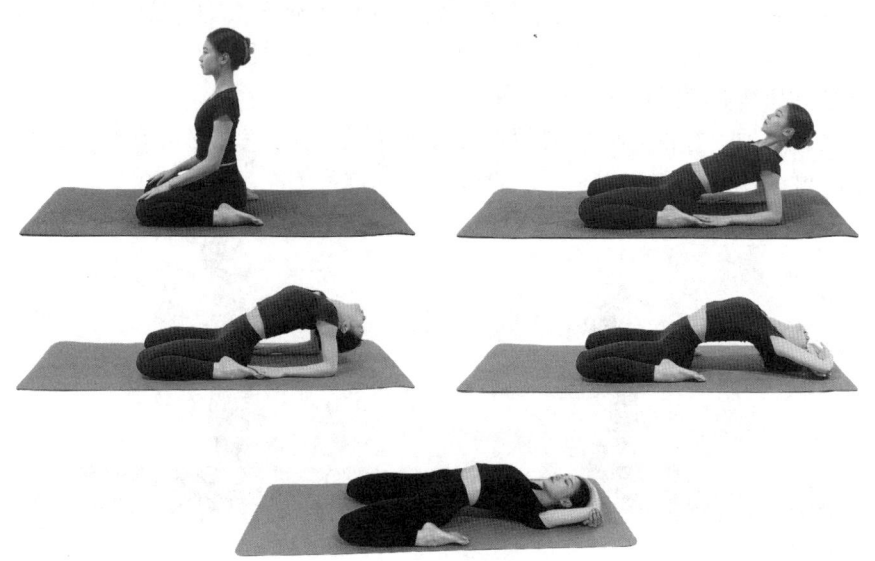

图4-3-13　榻式连续动作

呼吸配合：身体后倒时，呼气；保持姿势时，自然呼吸；身体回到地面时，吸气。

意念引导：感受腿部伸展、背部伸展、颈部伸展，扩胸，刺激甲状腺部位。

锻炼功效：伸展腿部肌肉，缓解腿部疲劳。伸展胸腹，有助于调整甲状腺功能水平。

注意事项：饭后不宜立即练习。

二、变化跪姿瑜伽

（一）狗伸展式

狗伸展式因模仿狗伸展的姿势而得名，其固定姿势如图4-3-14所示。

动作方法：跪姿，上体前倾，两手撑地，形成四肢着地的姿势（呼气），手向后推，臀部向上顶，腿伸直，足跟向下压到地面，身体重心均匀放至手足之间，将胸向后方拉，放松头部和颈部，目视脐部，收腹。保持此姿势自然呼吸3~6次，腿弯曲，呈手撑，还原至双跪姿（图4-3-15）。

呼吸配合：上体前倾四肢撑地时，吸气；保持固定姿势时，自然呼吸；身体回落时，呼气。

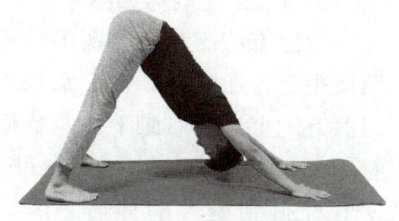

图4-3-14　狗伸展式固定姿势

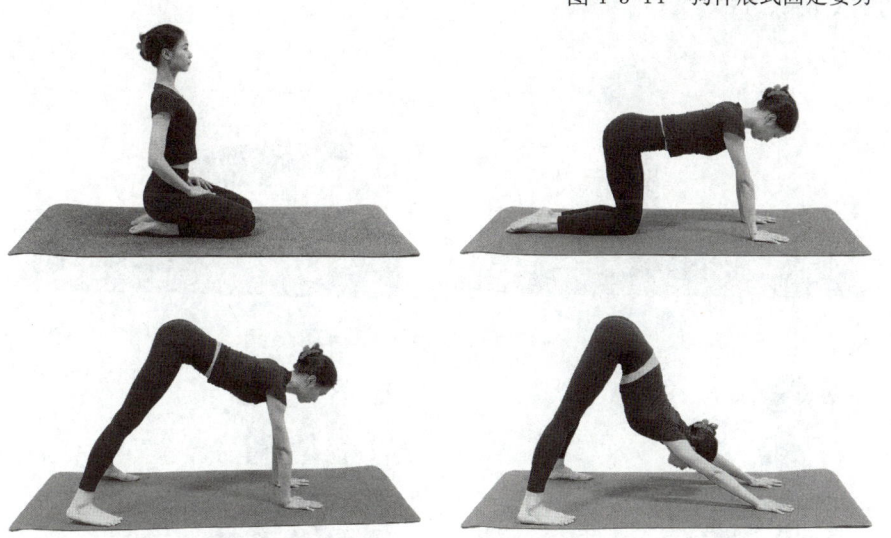

图4-3-15　狗伸展式连续动作

狗伸展式视频

意念引导：当臀部抬起后，注意力应集中于腿、背、肩部的伸展。

锻炼功效：通过伸展肩、背、腿部肌肉及韧带，增加脊椎、腿部、肩部的弹性。由于体位改变，使头部血流量增加，能更好地滋养大脑。此种反向姿势，有利于心脏和呼吸系统的休息，可以缓解哮喘。向上顶臀时收紧腹肌，可以增强腹部各器官的机能。

注意事项：患有高血压或心脏病者在练习时，头的位置不宜低于心脏，可选择手撑墙练习。

（二）新月式

新月式固定姿势如图 4-3-16 所示。

动作方法：跪姿，两手撑地，右腿向前抬起，屈膝全蹲，脚掌踏地，脚趾向前方，重心在右脚上，左腿伸直脚背着地，上体抬起，双手合十。上体后屈，使脊柱得到最大的伸展（图 4-3-17），两腿交换练习。

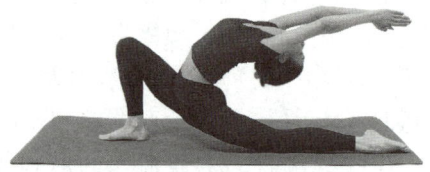

图 4-3-16　新月式固定姿势

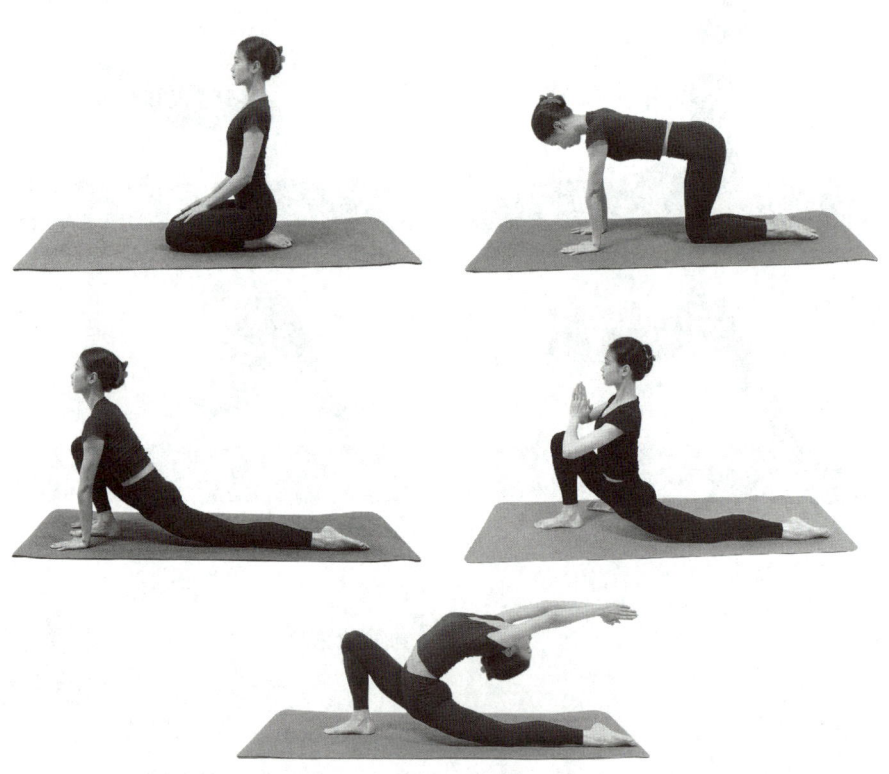

图 4-3-17　新月式连续动作

新月式视频

呼吸配合：上体前屈手撑地时，呼气；身体向后伸展时，吸气；保持固定姿势时，自然呼吸；身体还原时，呼气。

意念引导：体会脊柱、髋部、腿部、腹部在拉伸的感觉。

注意事项：脊柱向后伸展时，上体要平稳。动作幅度要根据自己的情况而定，避免肌肉拉伤。

（三）鸽子式

鸽子式固定姿势如图4-3-18所示。

动作方法：跪姿，左腿向后伸、绷脚，与右胯保持一致。右腿屈膝，臀部坐在右脚的外侧，右脚跟靠近腹股沟的左侧。手扶在身体两侧，伸背，髋、肩尽量保持平行。左腿弯曲，身体后仰。如果能轻易完成这一姿势，可将手臂经

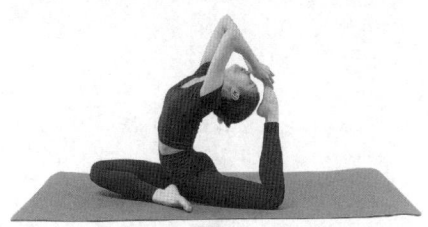

图4-3-18 鸽子式固定姿势

头部上方向后去握左脚，使左脚向头部慢慢靠拢。保持这个姿势，呼吸4~8次后，再换右脚重复此动作（图4-3-19）。

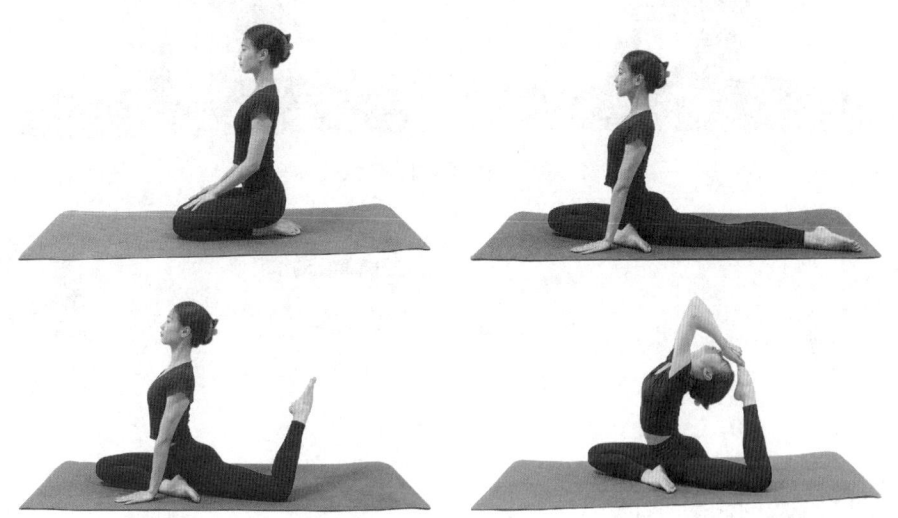

图4-3-19 鸽子式连续动作

呼吸配合：上体后伸展时，吸气；保持固定姿势时，自然呼吸；上体还原时，呼气。

意念引导：在脊柱后屈时肩、背、髋、腿部有被拉伸的感觉，体会控制身

体平衡的感觉。

锻炼功效：伸展腿、胯、腰、背、肩部，调理其机能状态，增加盆腔器官的血液供应，预防和缓解坐骨神经痛。

注意事项：由于动作对身体的柔韧度、平衡控制能力有较高的要求，因此不要一步到位，可将动作分解，先易后难，分步完成。当一个动作完成后，要反复练习，以保证其练习效率。根据年龄和体质状况，也可降低练习难度（图4-3-20）。

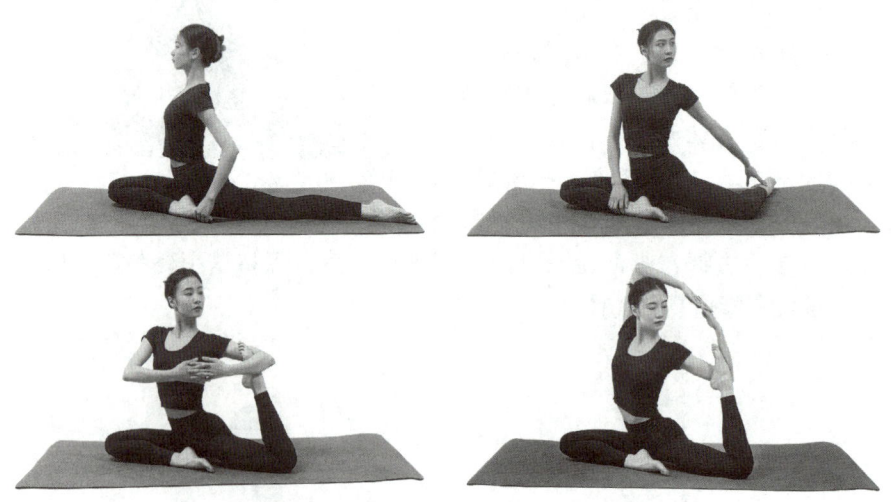

图4-3-20　鸽子式降低难度连续动作

鸽子式简化动作视频

第四节　卧姿瑜伽

卧姿是人体最舒适的一种体位。它改变了人体的受力点和血液流动的阻力，有助于人体内脏器官的营养供给。

一、仰卧屈体瑜伽

（一）上伸腿式

上伸腿式固定姿势如图 4-4-1 所示。

动作方法：由仰卧开始。吸气，慢慢抬起双腿至 90°，保持这一姿势时，自然呼吸。呼气，双腿慢慢落下。

练习的方法也可通过举腿高度的逐渐变化，来增进练习的效果。例如，最初举腿的高度约 25°。保持这一姿势，自然呼吸 3~6 次。两腿继续上举至约 45°，

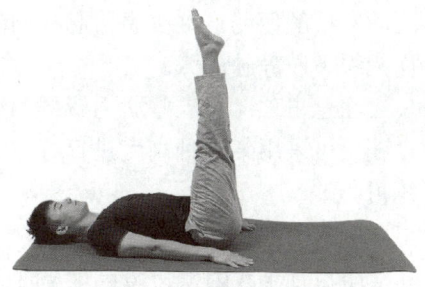

图 4-4-1　上伸腿式固定姿势

保持这一姿势，自然呼吸 3~6 次。两腿继续高举至 90°，保持这一姿势，自然呼吸 4~10 次（图 4-4-2）。慢慢将双腿直膝落下。此练习可重复多次。

呼吸配合：双腿举起时，吸气；保持固定姿势时，自然呼吸；双腿慢慢落下时，呼气。

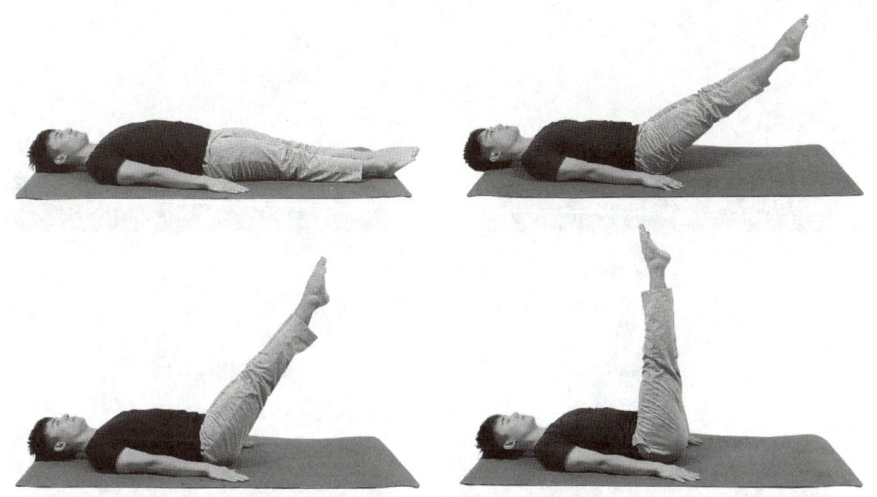

图 4-4-2　上伸腿式连续动作

上伸腿式视频

意念引导：意念关注腿部上举时腿部肌肉、腰腹肌肉和腰背肌的收缩。

锻炼功效：举腿时腹部、腰背部、腿部肌肉收缩，可增强肌肉力量。这一姿势练习有助于消除腰部、腹部脂肪，增强腹部内脏功能，刺激消化器官产生运动，缓解便秘，减少患胃肠疾病的可能。腿部上举有利于下肢血液回流，从而减缓下肢静脉曲张。

注意事项：对一些肌力较弱的练习者来说，很难连续完成三个不同高度的举腿，可采用某一种高度进行练习，待能完成简单动作后，再进行难度较高的练习。

（二）蹬自行车式

蹬自行车式因模仿蹬自行车时的姿势而得名，其固定姿势如图 4-4-3 所示。

动作方法：由仰卧开始。两腿伸直，慢慢上举至与身体成 90°。两腿向前交替划立圆，如蹬自行车的动作。向前做 10~20 次，再向后做 10~20 次（图 4-4-4）。

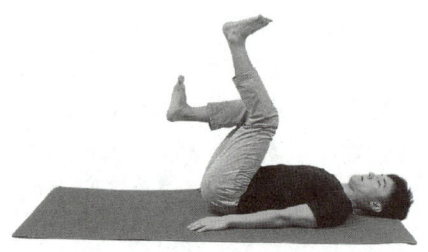

图 4-4-3 蹬自行车式固定姿势

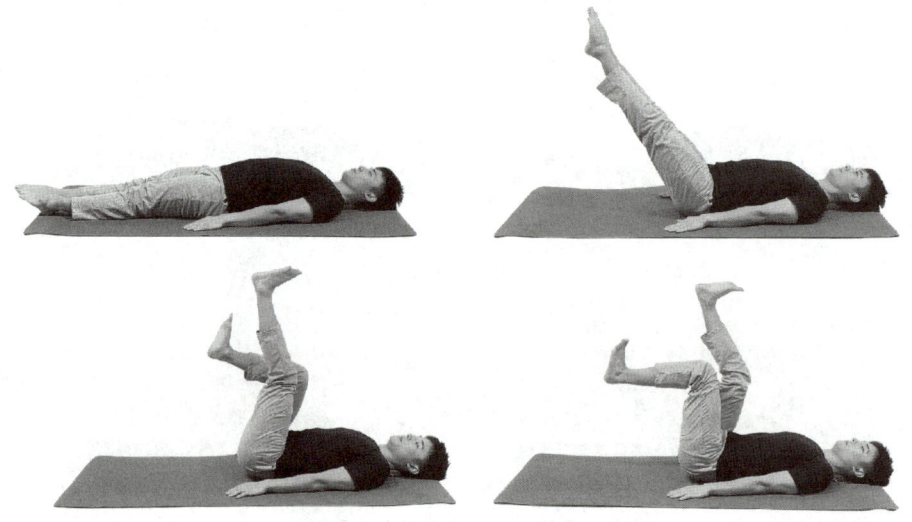

图 4-4-4 蹬自行车式连续动作

蹬自行车式视频

呼吸配合：腿做蹬车动作时，自然呼吸。

意念引导：体会在蹬自行车的感觉。

锻炼功效：通过两腿有序地屈伸，增强膝关节的灵活性，促进腿部肌肉和组织的血液循环，提高腹腔内器官的机能。

注意事项：这是一个比较温和的运动，初学者和老年人也可以采用。

（三）船式

船式因完成动作时身体姿势像船一样而得名，其固定姿势如图4-4-5所示。

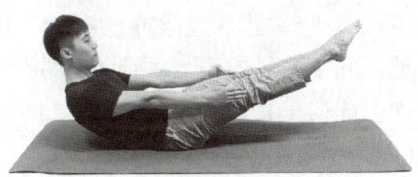

图 4-4-5　船式固定姿势

动作方法：由仰卧开始。上体慢慢抬起约45º，两手前伸，与地面平行，同时举起两腿，腿的高度可在25º~45º范围内。身体姿势宛如船型。此姿势保持一定时间后，慢慢还原，可反复练习（图4-4-6）。

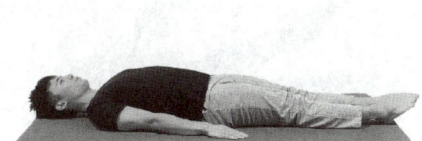 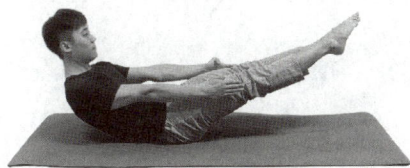

图 4-4-6　船式连续动作

船式视频

呼吸配合：举腿时，吸气；保持固定姿势时，自然呼吸；身体还原时，呼气。

意念引导：意念集中于脊柱的伸展和对腿部的控制上，头、颈、脊柱保持在一条直线上。

锻炼功效：强化腹部肌肉和腿部肌肉的力量，提高腰背肌的控制能力。有助于胃肠蠕动，促进消化功能，增强身体的平衡能力。

注意事项：此练习对腰腹肌肉和腿部肌肉提出了较高的要求，强度较大。所以刚开始练习时，保持固定姿势的时间不宜太长，可采用短时间、多重复的练习方式进行。

（四）拱背伸腿式

拱背伸腿式固定姿势如图4-4-7所示。

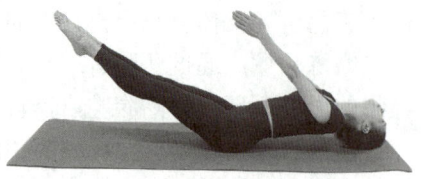

图4-4-7　拱背伸腿式固定姿势

动作方法：由仰卧开始。挺胸拱背，即胸向上顶起，背部抬离地面，手臂下压，头颈部位置保持不变，头后仰用头顶抵住地面，这样打开喉咙、伸展颈部，胸部也被打开，手肘仍保持在身体两侧。保持这一姿势，自然呼吸3~4次；腿向上抬起至25°~50°之间。两手相合，抬起手臂与腿平行，自然呼吸（图4-4-8）。

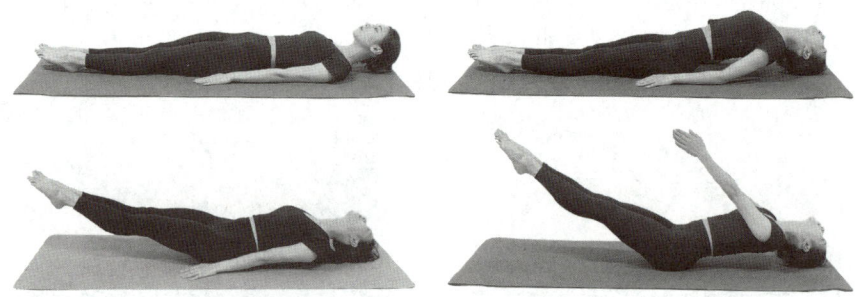

图4-4-8　拱背伸腿式连续动作

呼吸配合：挺胸抬头、抬腿时，吸气；保持固定姿势时，自然呼吸；上体还原、腿落下时，呼气。

意念引导：在意念的引导下进行练习，首先体验扩胸抬头时的胸腔呼吸畅通，肩部、背部紧张释放的感觉。体验抬头时对喉部的刺激以及抬腿时腹部肌群和腿部肌肉的收缩用力。

锻炼功效：扩胸，为深呼吸创造更好的条件，对患有呼吸道疾病的人有益处。调节甲状腺机能，促进人体新陈代谢。放松背部、肩部，并滋养脊神经。增强腰腹、腿部肌力，促进消化功能。

注意事项：开始抬头时可以借助手肘支撑，当身体稳定时再将头部抬起。另外，抬头的幅度不要过大，避免颈椎受伤。由于这个动作是上体挺而下肢收，因此对人体要求较高。最初练习时可将上体、下肢动作分解进行练习（图4-4-9），当动作熟练后，再做整套动作练习。

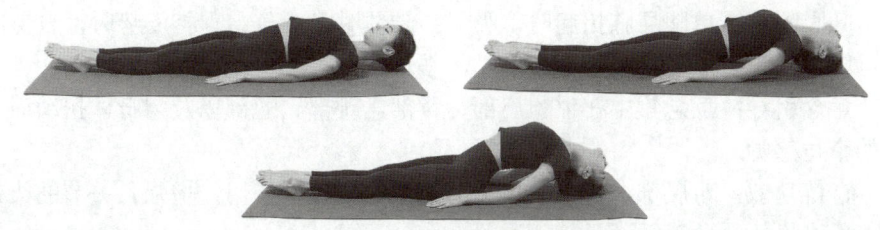

图 4-4-9　拱背伸腿式单独上体练习

拱背伸腿式视频

二、仰卧扭转瑜伽

（一）卧姿单腿扭转式

卧姿单腿扭转式固定姿势如图 4-4-10 所示。

动作方法：由仰卧开始。左腿伸直，右腿屈膝抬起，右膝向身体的左侧转动，将右腿平置于身体左侧地面，保持这一姿势（图 4-4-11）。还原后再进行反方向练习。

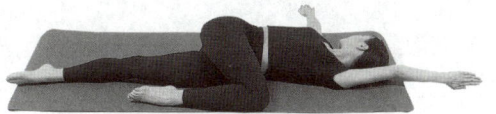

图 4-4-10　卧姿单腿扭转式固定姿势

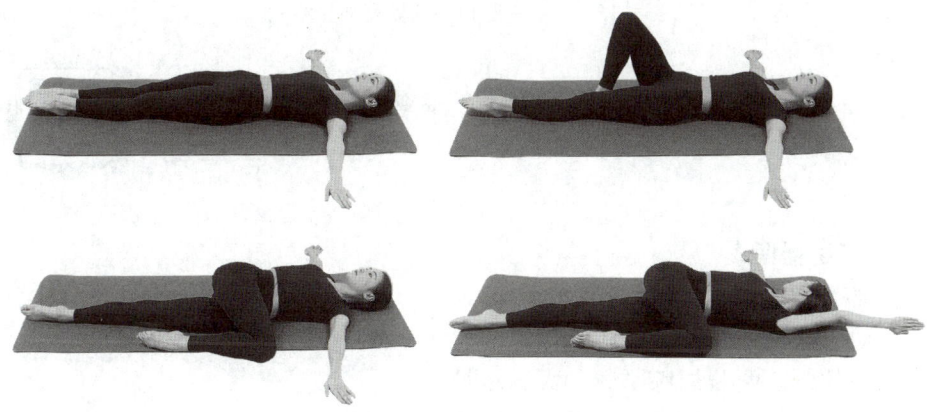

图 4-4-11　卧姿单腿扭转式连续动作

呼吸配合：单腿屈膝抬起时，吸气；转体时，呼气；保持姿势时，自然呼吸；腿部回正时，吸气；身体还原时，呼气。

意念引导：意念集中在体验肩部、背部、腰部、髋部以及因身体扭动而产生的牵拉感觉。

锻炼功效：对腰部、背部、肩关节有很好的拉伸作用，增强各关节的柔韧性，促进机体的血液循环。

注意事项：腰背有伤者，酌情练习。当轻松完成此练习后，可在此基础上选择难度较大的练习（图4-4-12）。

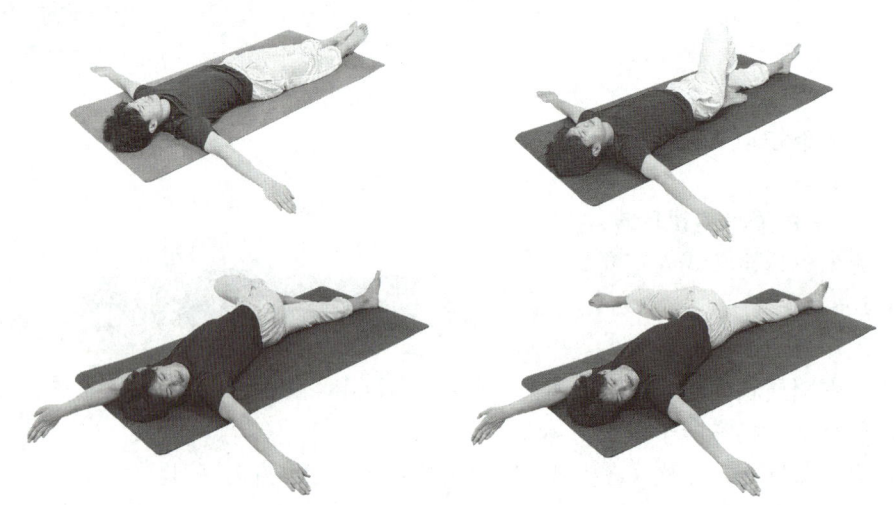

图4-4-12　卧姿单腿扭转式提高动作难度

卧姿单腿扭转式视频

（二）摇摆式

摇摆式固定姿势如图4-4-13所示。

动作方法：由仰卧直腿开始。两臂平放于体侧，两腿屈膝举腿，大腿尽量贴到胸部，带动腰椎向左转动，此姿势稍做停留，然后下肢还原。继续向右扭转，再回正。此练习可反复进行（图4-4-14）。

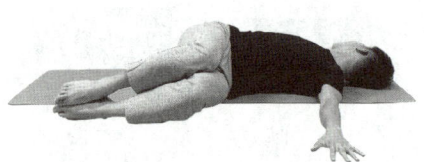

图4-4-13　摇摆式固定姿势

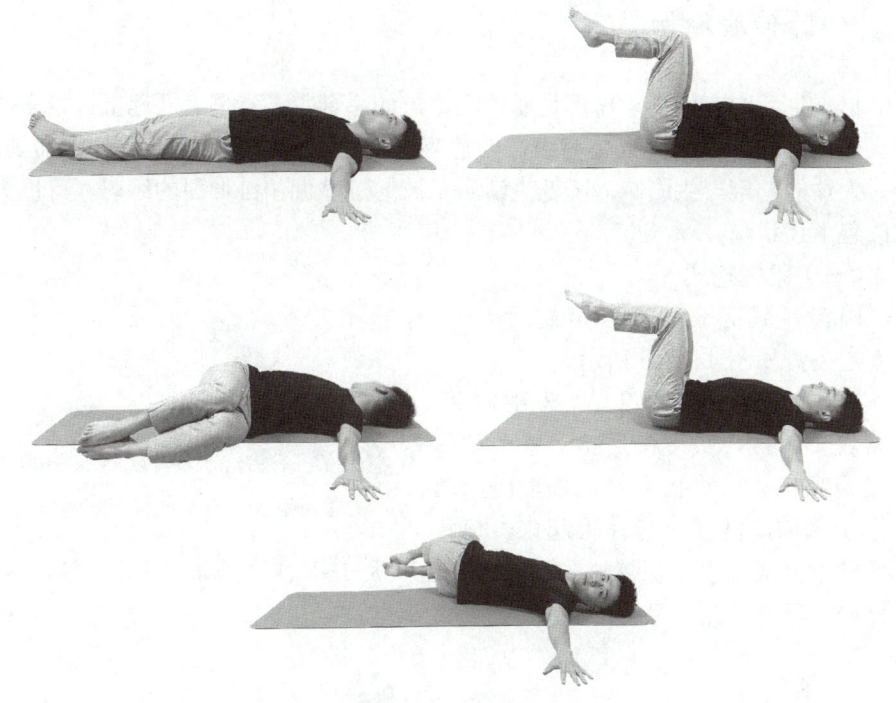

图 4-4-14 摇摆式连续动作

摇摆式视频

呼吸配合：屈膝抬腿起时，吸气；下肢左转时，呼气；下肢回正时，吸气；下肢右转时，呼气；下肢回正时，吸气；动作还原时，呼气。

意念引导：感觉腰背部的柔和拉伸，宛如在做被动的拉伸按摩。

锻炼功效：柔和地牵拉腰背部肌肉和韧带，可促进其血液循环，缓解背部的疼痛。收腿屈膝，使腹部内脏器官受到挤压，可促进消化器官的蠕动。强化腿部肌肉力量。

注意事项：腰背部有伤者应慎选此练习方式，下肢左右扭转时应采用匀速运动，下肢始终保持在同一收缩水平上。

三、俯卧伸展瑜伽

日常生活中有许多动作都是屈体动作,如系鞋带、看书、从地上捡拾东西等。屈体动作做多了对人体有潜在的危害,如驼背、背部疼痛、脊柱弯曲等,会对人体的健康产生影响,降低生活质量。通过瑜伽俯卧伸展的练习,可以大大改善上述状况。

(一)眼镜蛇式

眼镜蛇式因姿势像眼镜蛇而得名,其固定姿势如图 4-4-15 所示。

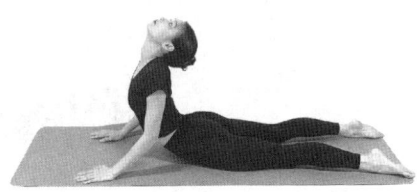

图 4-4-15 眼镜蛇式固定姿势

动作方法:由俯卧开始。双腿伸直,两臂置于体侧。头慢慢后抬,整个动作要慢慢吸气。当头抬至最大幅度时,两手撑于胸前,慢慢将身体推起来,使背部继续上升成反弓。保持这一姿势,自然呼吸 4~8 次(图 4-4-16)。再呼气,身体慢慢还原。此练习可反复进行。

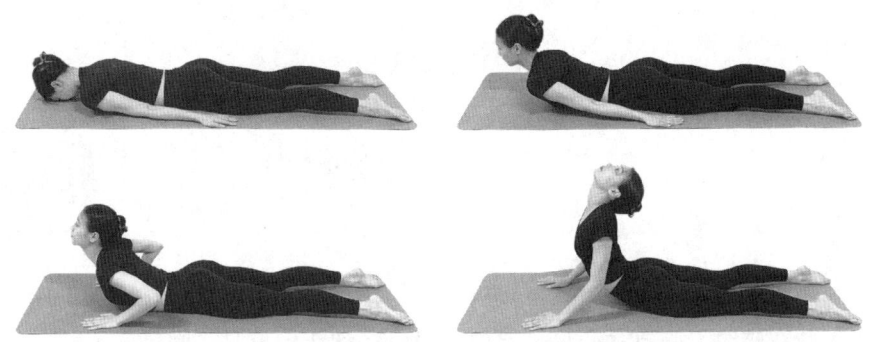

图 4-4-16 眼镜蛇式动作顺序

呼吸配合:上体抬起时,吸气;保持固定姿势时,自然呼吸;上体还原时,呼气。

意念引导:感觉好像有一种力量将头向后上方牵拉,带动脊柱由上至下逐渐向上抬起。还原时,感觉从脊柱下端依次回位。

锻炼功效:脊柱依次有序伸展、还原,增加脊柱的弹性和灵活性,促进脊神经血液循环,更好地滋养脊神经系统。脊柱的伸展需要背部、颈部肌肉的收缩,可增强背部、颈部肌肉的力量,并缓解、消除背部的僵硬与紧张感。有助于消化系统、生殖系统机能水平的提高。

注意事项：脊柱伸展程度要根据自己的身体情况而定，不要勉强完成。颈部有伤者不要抬头，甲状腺功能亢进者尽量不要进行此项练习。如果能轻松完成此练习，可再选择更为复杂的方式进行练习（图4-4-17）。

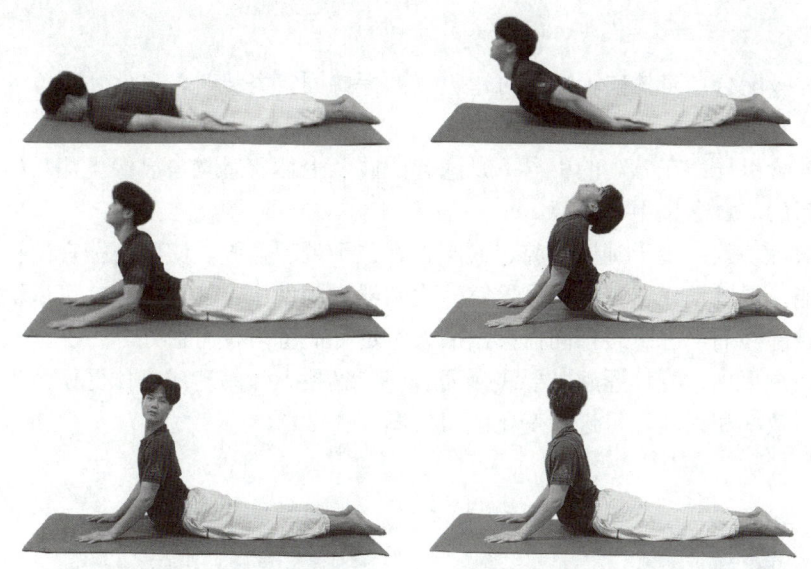

图4-4-17　眼镜蛇式变化连续动作

眼镜蛇式视频

（二）蝗虫式

蝗虫式因姿势像蝗虫而得名，又叫小燕飞或飞蛾式其固定姿势如图4-4-18所示。

动作方法：由俯卧开始。颈部、背部、臀部、大腿后部肌肉收缩，从而使头颈、上体和四肢向上翘起，形成只有髋部、腹部着地的姿势。保持这一姿势，自然呼吸2~6次（图4-4-19）。胸部、双臂和头部依次还原，然后双腿、双脚回位。此练习可重复进行。

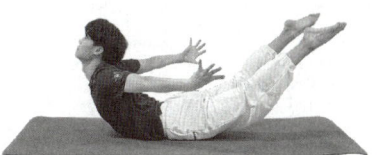

图4-4-18　蝗虫式固定姿势

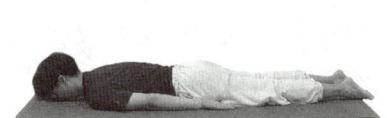 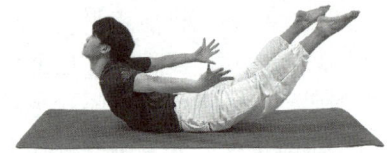

图 4-4-19　蝗虫式连续动作

呼吸配合：身体向上翘起时，吸气；保持固定姿势时，自然呼吸；动作还原时，呼气。

意念引导：在意念的引导下，翘起四肢及上体，感觉自己像飞翔一样，身体翘起后，意念集中于腹部。

锻炼功效：由于刺激腹腔、盆腔，有益于调理盆腔、腹腔内器官的神经系统功能，促进消化器官、泌尿器官、生殖器官的健康。伸展背部，可以缓解背部、腰部疼痛，患有腰椎间盘突出的人常进行此练习也有益处。

注意事项：身体翘起时要缓慢而有序，猛抬上体易造成身体受伤。为了提高练习效率和兴趣，可进行变化练习（图 4-4-20）。

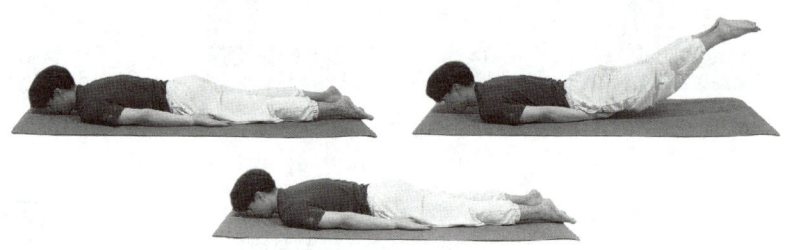

图 4-4-20　蝗虫式变化连续动作

蝗虫式视频

（三）弓式

弓式因动作外形像拉满的弓而得名，其固定姿势如图 4-4-21 所示。

动作方法：由俯卧开始。两臂平放于体侧，双腿并拢，脚尖伸直。屈膝，两小腿尽量收回，同时依次抬头、抬肩、抬胸，两手

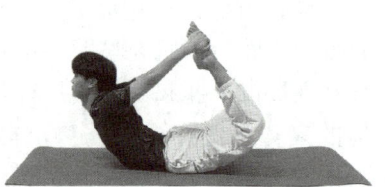

图 4-4-21　弓式固定姿势

后伸，抓两脚或两脚踝处，尽量把双膝拉高，躯干尽量翘起，背部成凹形，头部尽量后抬。保持这一姿势，自然呼吸 3~8 次（图 4-4-22）。还原时，慢慢放下上身，松开双脚，双腿还原。

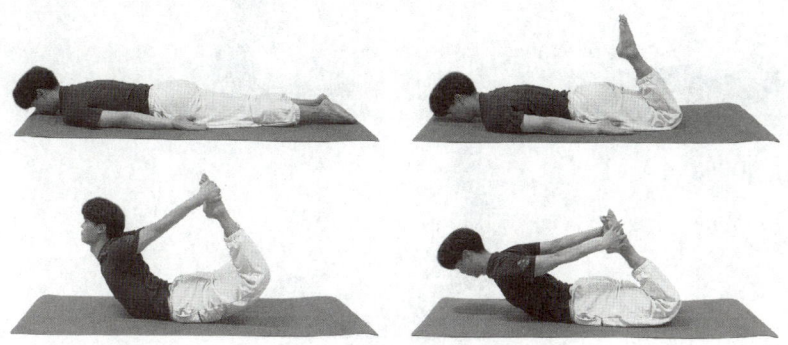

图 4-4-22　弓式连续动作

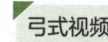 弓式视频

呼吸配合：双手抓脚向上抬身体时，吸气；保持固定姿势时，自然呼吸；身体落下还原时，呼气。

意念引导：体会手抓住脚踝带动髋部伸展的感觉。体会背部肌肉伸展，肩、髋关节的放松和对身体相关穴位刺激而引起内分泌系统机能增强的感觉。

锻炼功效：增强脊柱的弹性，纠正脊柱弯曲，使胸部和腹部肌肉力量得到加强，髋部、肩部、颈部肌肉以及关节得到放松。促进腹部器官的血液循环，促进消化，刺激和增强各内分泌腺体的机能。

注意事项：练习时应循序渐进，如先进行眼镜蛇式或蝗虫式练习，再进行弓式练习。脊椎受伤者或患甲状腺肿大者慎做此练习。

（四）上犬式

上犬式因姿势像一只上体抬起的狗而得名，其固定姿势如图 4-4-23 所示。

动作方法：由俯卧开始。两腿稍分开，两手于胸前两侧撑地，抬头、抬上体，两臂伸直使脊柱和颈部尽量向后伸展。臀大肌收紧，腿部绷直，膝关节伸直，两脚掌前部（足尖）撑住地面，全身重量落在双手和两脚上。保持这一姿势，自然呼吸 4~10 次

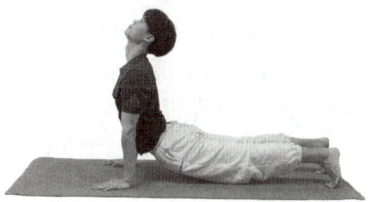

图 4-4-23　上犬式固定姿势

（图 4-4-24）。两臂慢慢屈，上体慢慢回位。

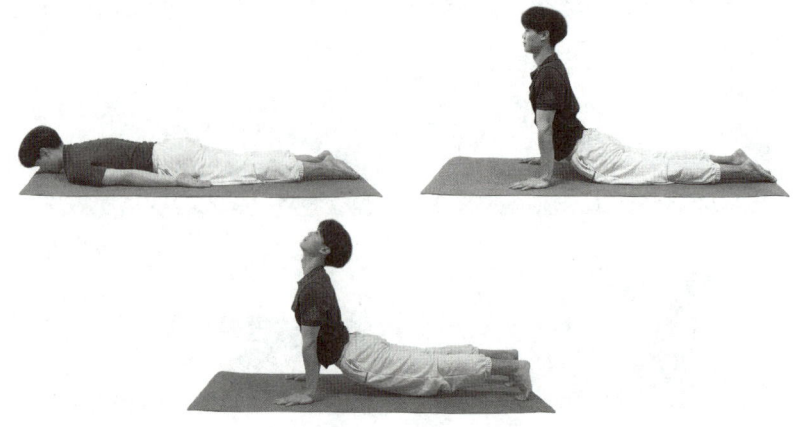

图 4-4-24　上犬式连续动作

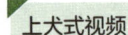

呼吸配合：上体抬起时，吸气；保持固定姿势时，自然呼吸；身体还原时，呼气。

意念引导：在意念的引导下进行练习，体会颈部、胸部、腰部逐渐伸展的过程，以及臀部、腿部肌肉紧张与放松交替的感觉。

锻炼功效：此练习通过伸展动作，缓解背部、肩部、腿部肌肉的紧张与僵硬状态。促进胸腔内脏器官的健康水平。对坐骨神经痛、腰部风湿痛等也有一定疗效。

注意事项：在练习此式前，最好先练习眼镜蛇式，有助于更好地掌握上犬式。

（五）蛇击式

蛇击式因动作像前行时的蛇而得名，其连续动作如图 4-4-25 所示。

动作方法：由跪姿开始。手臂前伸，两臂屈肘撑地，身体贴地前移，抬头挺胸，当胸部不能向前时，两臂伸直，上体逐渐抬起。保持此姿势一定时间后，返回初始姿势。

呼吸配合：身体前移抬起时，吸气；保持固定姿势时，自然呼吸；身体还原时，呼气。

意念引导：意念引导身体从最上端的颈椎开始逐渐伸展前移，还原时体会到从最下端的椎骨开始逐渐放松回位的感觉。

锻炼功效：对缓解背部疼痛、腰椎间盘突出和坐骨神经痛有一定作用，同时此练习也有助于内脏器官及生殖器官的健康。

注意事项：此姿势既需要脊柱有较好的柔韧性，又需要手臂有一定力量，所以动作要缓慢渐进，不可突然用力，或动作大起大落。只要坚持锻炼，手臂力量也会随之提高。

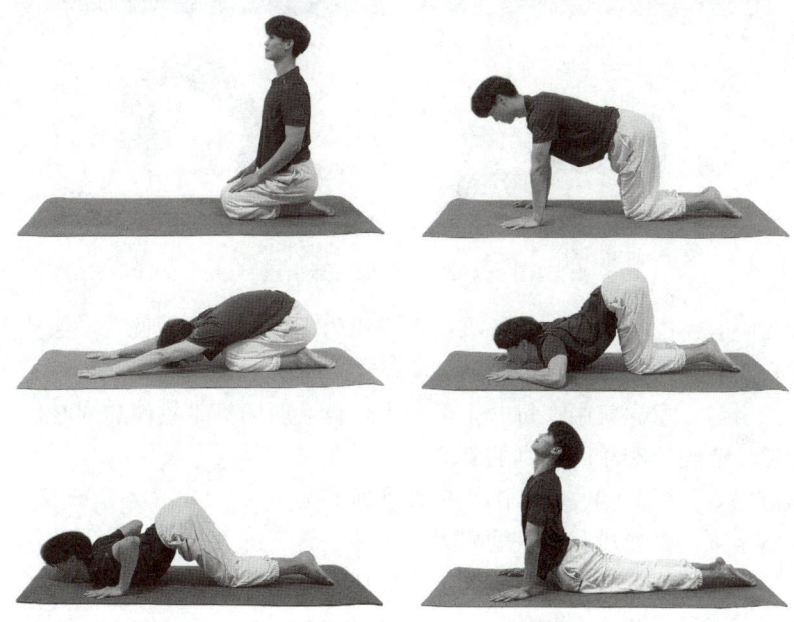

图 4-4-25　蛇击式连续动作

蛇击式视频

（六）桥式

桥式因姿势外形像一座小桥而得名，也称为轮式，其固定姿势如图 4-4-26 所示。

动作方法：由仰卧开始。两腿分开与肩同宽，腿屈，脚掌着地。手掌向下，手臂伸直放在体侧，随着双脚向下用力撑地，抬起臀部，使身体呈膝高、头低的斜坡形，双手

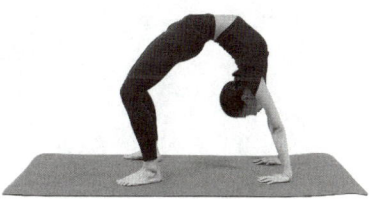

图 4-4-26　桥式固定姿势

扶腰，尽量挺胸，梗头。随后双手翻掌头侧撑地，手指尖指向脚的一侧。在此基础上手掌下压，伸直手臂，脚用力蹬地，使身体呈桥形，保持这一姿势。随后屈肘，慢慢低头，枕部、背部依次着地，返回原姿势（图4-4-27）。

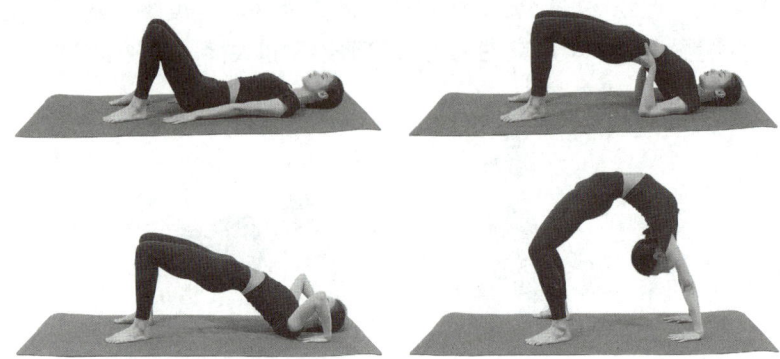

图 4-4-27　桥式连续动作

呼吸配合：准备时，自然呼吸；手脚用力支撑成桥时，吸气；保持固定姿势时，自然呼吸；还原时，呼气。

意念引导：意念集中在每一个环节上，体会肌肉韧带拉伸的同时，也尽力感受腹轮、心轮、喉轮所受到的刺激。

锻炼功效：提高相关关节的柔韧性和肌肉力量。

注意事项：高血压和心脏病患者，不适于这一练习。练习时，动作不宜过快过猛，以免脊柱受到伤害。尚无能力完成全套动作时，或颈部有伤者，可采用简化桥式练习（图4-4-28）。

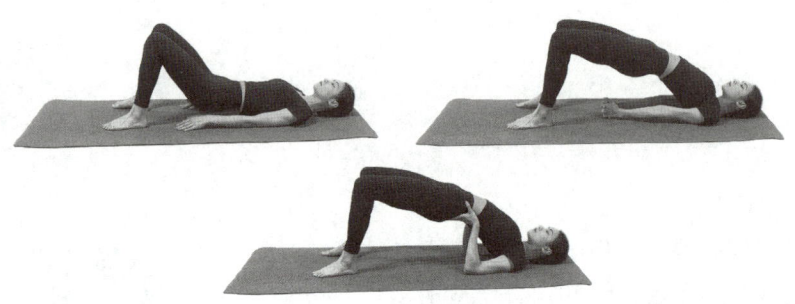

图 4-4-28　桥式简化动作

桥式视频

第五章
瑜伽特色姿势

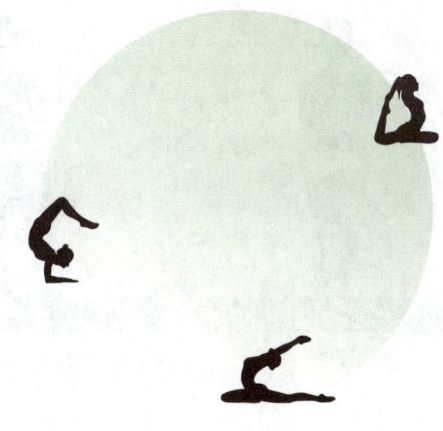

第一节 平衡姿势瑜伽

平衡是指人体所处的一种稳定状态,当人体的重心在支撑范围内,人体即处于平衡状态。平衡能力是指身体处于某种姿态以及在运动或受到外力作用时能自动调整并维持这种姿态的能力。瑜伽中的平衡姿势练习是具有特色的身体姿势练习,通过平衡姿势练习能使学习者从最初的获得身体平衡的感受,到逐步提高身体的平衡能力。

一、树式

树式是瑜伽中较为典型的平衡姿势,动作因宛如大树一样挺拔、稳固而得名,其固定姿势如图5-1-1所示。

动作方法:由山式开始。右膝弯曲,右脚置于左大腿内侧靠近腹股沟处。脚趾向下,膝和髋部打开。左脚用力抓住地,支撑腿用力,躯干挺拔,双手放在胸前合十后,直臂上伸,举过头顶,保持姿势(图5-1-2)。还原,换另一侧练习。

呼吸配合:手臂向上伸展时,吸气;保持平衡姿势时,自然呼吸;手、腿放下时,呼气。

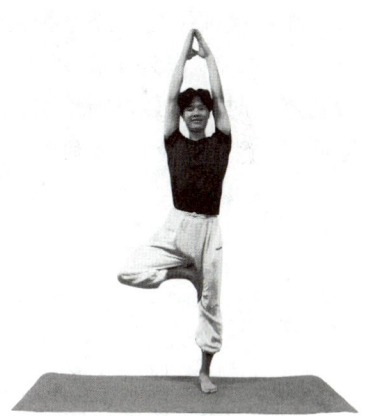

图5-1-1 树式固定姿势

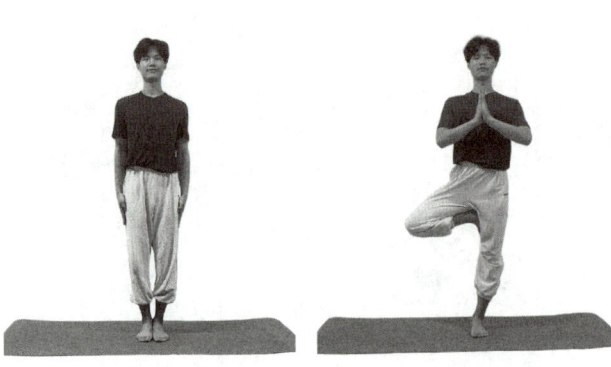

图 5-1-2　树式连续动作

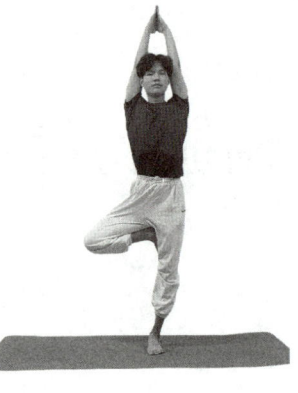

树式视频

意念引导：支撑腿脚趾张开用力抓地，感受自己的脚宛如树根一样深深扎入泥土中。腿部肌肉用力，收腹、收臀，脊柱挺拔。感觉自己像树干一样挺拔、坚固。手臂向树枝一样向上生长。

锻炼功效：促进人体神经系统机能的稳定，提高人体平衡能力。在调理腿、膝、踝和脚的同时，增强下肢力量。有利于腰腹、脊背平衡能力的提高。脊柱充分伸展，有利于脊柱的健康。

注意事项：树式是平衡姿势中较为简单的一种，可作为平衡姿势的首选练习。最初练习时，不必将腿抬得太高，感觉舒适即可。当有了一定基础后，再逐渐增加高度和难度。高血压、心脏病患者，慎选此练习。

二、蝎子式

蝎子式固定姿势如图 5-1-3 所示。

动作方法：由山式开始。右臂上举，右腿支撑，左腿弯曲向后抬，左手抓握左脚外

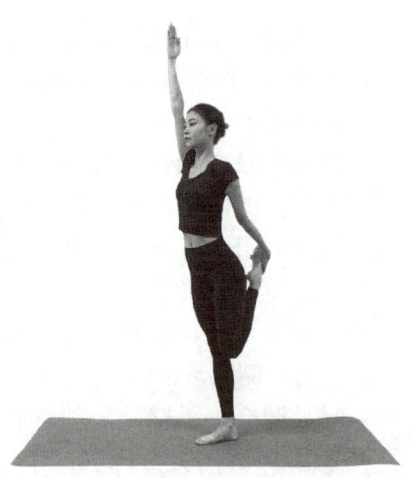

图 5-1-3　蝎子式固定姿势

侧，保持身体平衡，保持这一姿势（图5-1-4）。还原后，再进行反方向练习。

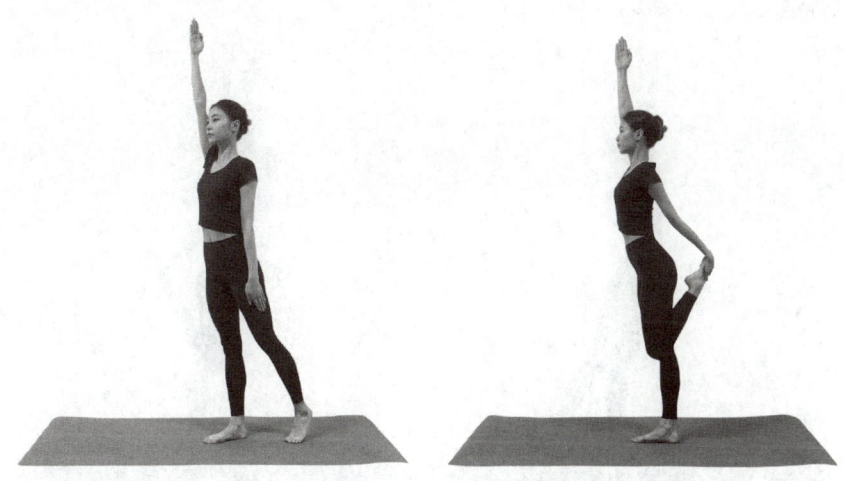

图 5-1-4　蝎子式连续动作

蝎子式视频

呼吸配合：腿部抬起时，吸气；保持固定姿势时，自然呼吸；腿部落下时，呼气。

意念引导：感觉支撑腿好似树根一样深深扎入泥土中。支撑腿伸直，重心随抬起腿而稍微后移，腿后肌群有牵拉感。

锻炼功效：增强身体的力量和柔韧性，提高人体神经系统的机能水平，提高人体平衡能力和柔韧性。高血压、心脏病患者慎选此练习。

三、舞蹈式

舞蹈式固定姿势如图5-1-5所示。

动作方法：右手上举，左手在下。右腿支撑，左腿屈膝，小腿后抬，左手抓握左脚外侧，保持身体平衡。随着左腿的后抬，右臂顺势向前伸展，两臂基本形成前

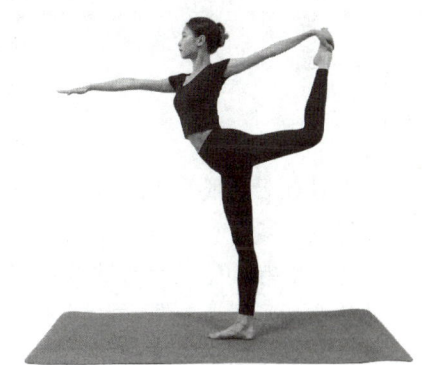

图 5-1-5　舞蹈式固定姿势

后平行,随着动作的变换,调整身体重心,保持这一姿势(图 5-1-6)。还原后,再进行反方向练习。

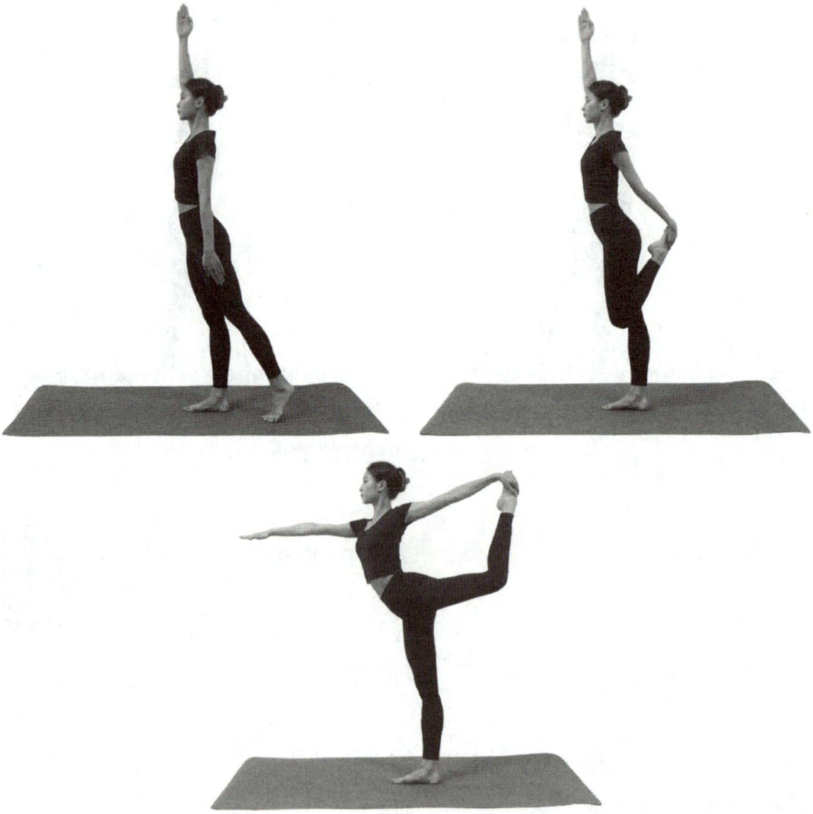

图 5-1-6　舞蹈式连续动作

舞蹈式视频

呼吸配合:腿部抬起时,吸气;保持固定姿势时,自然呼吸;腿部落下时,呼气。

意念引导:感觉支撑腿好似树根一样深深扎入泥土中。支撑腿重心随抬起腿而稍微后移,腿后肌群有牵拉感。两手臂向相反方向用力,维持身体平衡。随着抬腿高度的上升和髋部的伸展,背部肌群感到牵拉和绷紧。

锻炼功效:增强身体的力量和柔韧性。提高人体神经系统的机能水平,提高人体平衡能力和柔韧性，塑造优美的形体。

注意事项：此姿势对人体的柔韧性、平衡能力有一定的要求，练习时不要急于求成，否则易造成肌肉、韧带拉伤。练习分阶段进行：第一阶段，只抬小腿，待轻松掌握后再进行第二阶段，稍后抬起大腿，两臂前后平行，待轻松掌握上述练习后再完成标准动作。

四、半月式

半月式因姿势形状似半月而得名，其固定姿势如图5-1-7所示。

动作方法：由两腿开立开始。躯干向左侧弯曲，左手触地。手继续左移，撑于左脚旁约一步处。同时屈左膝，右手掌放在右髋上，保持这一姿势，自然呼吸两次。肩、胸尽量展开，头部保持不动。右脚抬离地面，同时慢慢伸直左腿，右臂上举，头右转，眼睛向上看。保持这一姿势不变（图5-1-8）。还原后，再进行反方向练习。

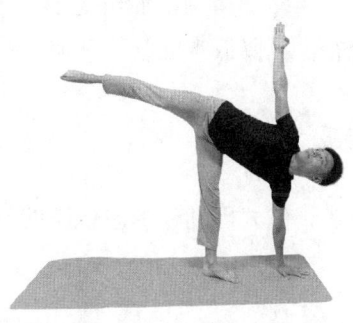

图 5-1-7　半月式固定姿势

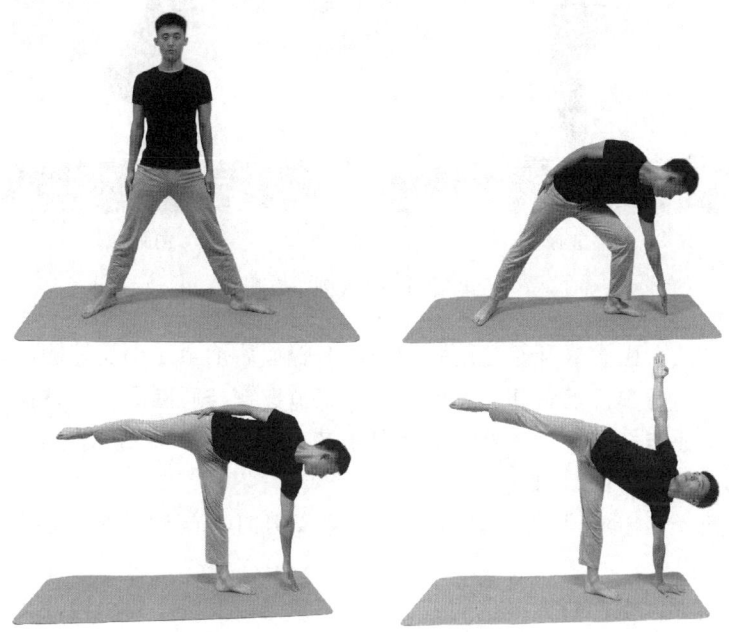

图 5-1-8　半月式连续动作

呼吸配合：躯干侧屈手触地时，呼气；保持姿势时，自然呼吸；肩、胸、髋展开时，吸气；腿慢慢抬起时，呼气；保持姿势时，自然呼吸；肢体下落时，呼气。

意念引导：练习在意念的引导下进行，当形成半月式姿势时，要感到支撑腿非常有力、稳定，上体和抬起腿充分伸展并形成半月状。

锻炼功效：提高人体的平衡能力，消减腰部的多余脂肪，增强腰、髋、腿部肌肉的力量，有助于消化系统的健康。

注意事项：此练习具有一定的强度，身体虚弱者慎选。初学者可靠墙进行，以降低难度，待掌握方法后，再独立完成整个练习。

五、鹰式

鹰式因动作形态像鹰的站立姿势而得名，其固定姿势如图5-1-9所示。

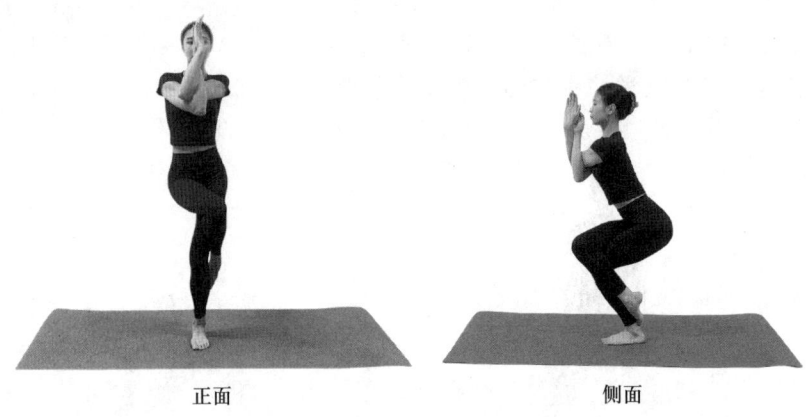

正面　　　　　　　　　　　侧面

图5-1-9　鹰式固定姿势

动作方法：由山式开始。两腿微屈，右腿屈后抬至左小腿外侧，勾住左小腿下部。手臂弯曲，前臂和双手向上，肘关节位置与肩同高，左臂在右臂前上方交叉，右手再绕至左手后相合。上体挺拔，保持这一姿势（图5-1-10）。还原后，再进行反方向练习。

呼吸配合：抬起肢体时，吸气；保持姿势时，自然呼吸；肢体落下时，呼气。

意念引导：保持身体挺直的过程中集中意念，感受手臂牵拉及支撑腿的用力和稳定。

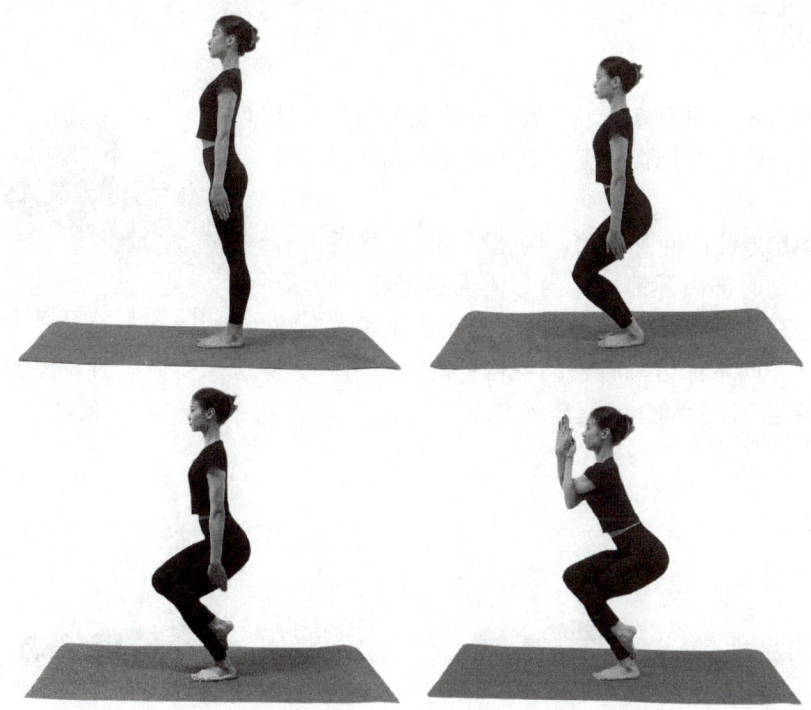

图 5-1-10　鹰式连续动作

锻炼功效：对腿部、手臂、肩部非常有益，可增强这些部位的弹性。是发展人体平衡能力和协调性的一个很好的练习方法。

注意事项：此姿势对踝、膝、手臂的柔韧性提出了较高的要求，当身体难以达到要求时不要勉强，以免拉伤肌肉、韧带，可根据自己的实际情况，酌情进行练习。

第二节　倒置姿势瑜伽

倒置姿势在瑜伽姿势练习中十分具有特色。通过倒置姿势，可巧妙抵抗身体的重力，延缓衰老的进程，增进健康，延长寿命。

一、犁式

犁式是瑜伽姿势练习中典型的倒置姿势，因外形像耕地时的犁耙而得名，其固定姿势如图 5-2-1 所示。

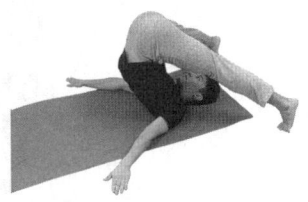

图 5-2-1　犁式固定姿势

动作方法：仰卧开始，两腿举起之后向后上方伸，带动髋部离开地面，当身体重心超过中心后，两腿分开，两脚有控制地着地。两臂斜下举置于体侧，掌心向下撑地，起辅助身体平衡的作用，保持这一姿势（图 5-2-2）。之后慢慢还原。此动作可反复练习。

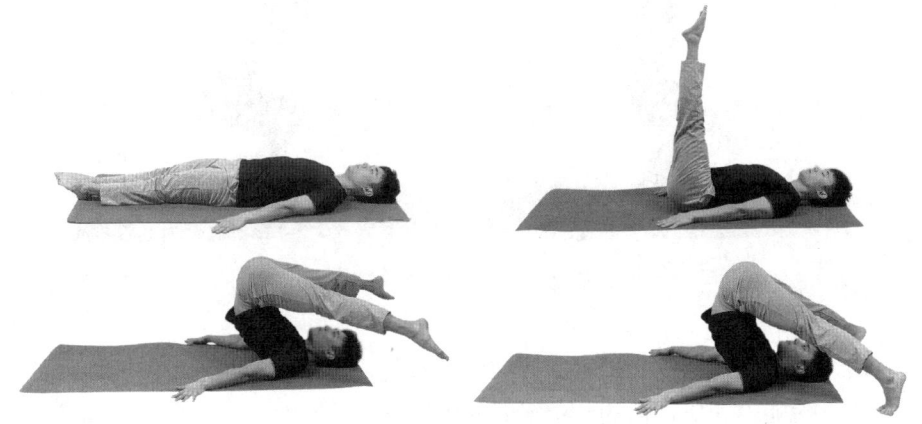

图 5-2-2　犁式连续动作

初学时可先进行身体的滚动练习，通过滚动练习感受身体空间位置的变化，也可通过滚动练习带动身体重心的后移，有利于动作的完成。

呼吸配合：腿向上举起时，吸气；腿向下落时，呼气；保持姿势时，自然呼吸。

意念引导：在意念的引导下进行练习。形成犁式时，感受由颈部、肩部、背部、腰部到腿部的牵拉与放松。体会整个脊柱的充分伸展，体验大脑因血流量的增加而倍感清醒的状态。

锻炼功效：因将头部倒置，大脑能够得到大量的血液供应，从而使大脑获得充足的养分与能量供应，同时有助于增进血管壁的弹性。调整甲状腺机能，缓解脊柱的张力和疾病症状。拉伸腿后侧肌群，放松背部、颈部、肩部肌肉。

收缩腹部,从而挤压、按摩腹腔内脏器官,有助于提高腹腔内器官的健康水平。能改善双腿、臀部及背部肌肉的血液循环。

注意事项:年纪较大、体质较弱和患有心脑血管疾病、颈腰椎有伤、坐骨神经痛者,慎选此练习。初次尝试体位倒置的练习者,应从简单练习开始(图5-2-3)。

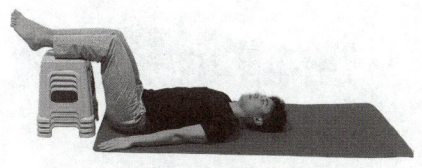

图5-2-3 犁式倒置简化姿势

练习过程中,若感到腿部难以伸直时,可先屈膝着地,避免肌肉、韧带拉伤。如感到颈部承重过度时,要及时调节身体重心,可让肩背部承受重量,以免颈椎受伤。待练习水平提高后,可尝试犁式的变换练习(图5-2-4),以增强练习的兴趣与效果。

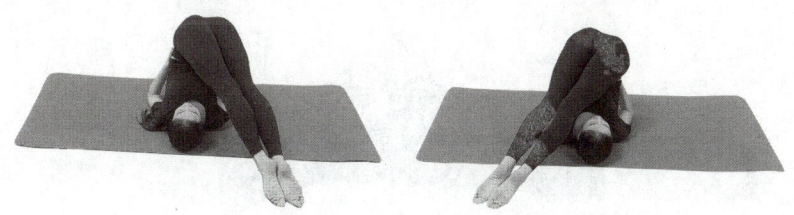

图5-2-4 犁式变化动作

二、卧角式

卧角式是犁式的另一种变换方式,其固定姿势如图5-2-5所示。

动作方法:仰卧开始,双腿并拢,两臂斜下举。两腿慢慢向头后举,两脚趾慢慢着地。两脚尽量分开,两只手分别抓同侧脚掌。臀部尽量向上向后下方用力,背部尽量向上顶,防止身体重心落回(图5-2-6)。之后慢慢还原。

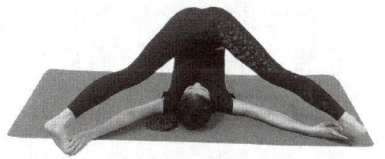

图5-2-5 卧角式固定姿势

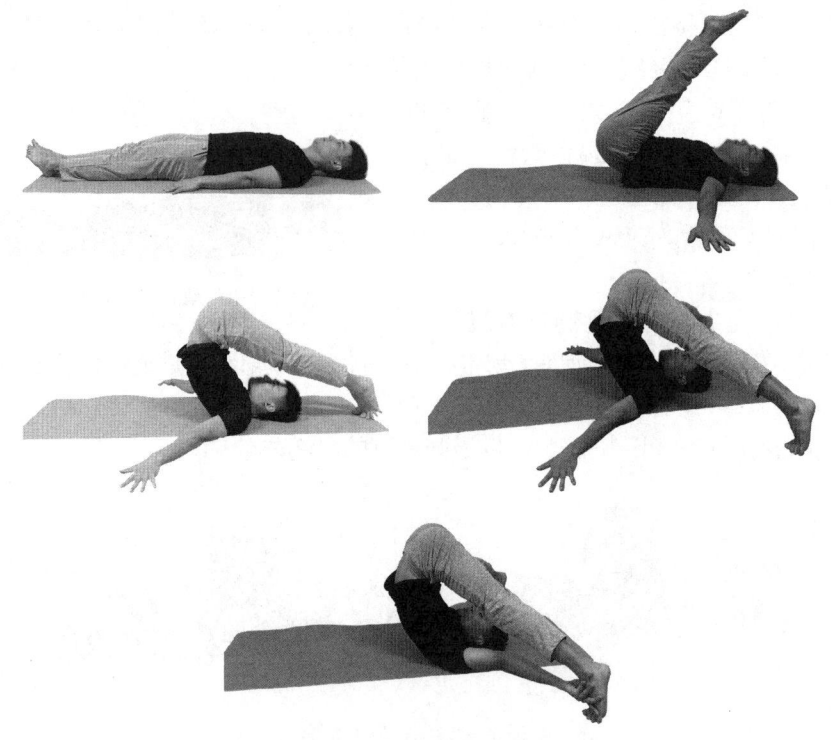

图 5-2-6 卧角式连续动作

呼吸配合：腿向上举起时，吸气；腿向下落地时，呼气；保持姿势时，自然呼吸。

意念引导：在意念的引导下体验臀部向上向后用力、背部尽量上顶的感觉，体验大脑因血流量增加而清醒的感受。

锻炼功效：此姿势是犁式的变形，所以具有犁式的锻炼功效，突出强化肩、臂、腿部的肌肉与韧带的伸展。

注意事项：除与犁式相同外，还应注意臀、腰、背尽量向上向后伸展，保持重心稳定。

三、肩肘倒立式

肩肘倒立式因姿势是由肩肘支撑的倒置姿势而得名，其固定姿势如图 5-2-7 所示。

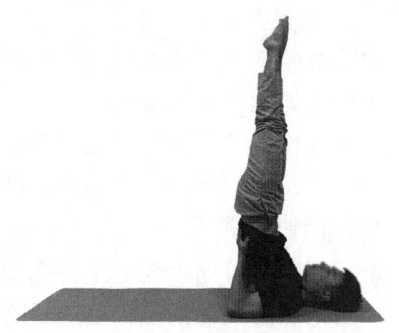

图 5-2-7 肩肘倒立式固定姿势

动作方法：最初练习时，可先练习身体的向后滚动，从而感受身体空间的方位变化及肌肉本体感觉，借助后滚的动力，有助于倒立姿势的完成。做倒立姿势时要双手托腰，两肘支撑，肩、肘承担身体的重量，下颌贴紧胸部，脚尖向上伸，两腿伸直，躯干控制在一条线上，且保持这一姿势（图 5-2-8）。之后缓慢还原。当感觉控制倒立有困难时，可先屈膝，降低难度，待熟练后再将腿伸直。

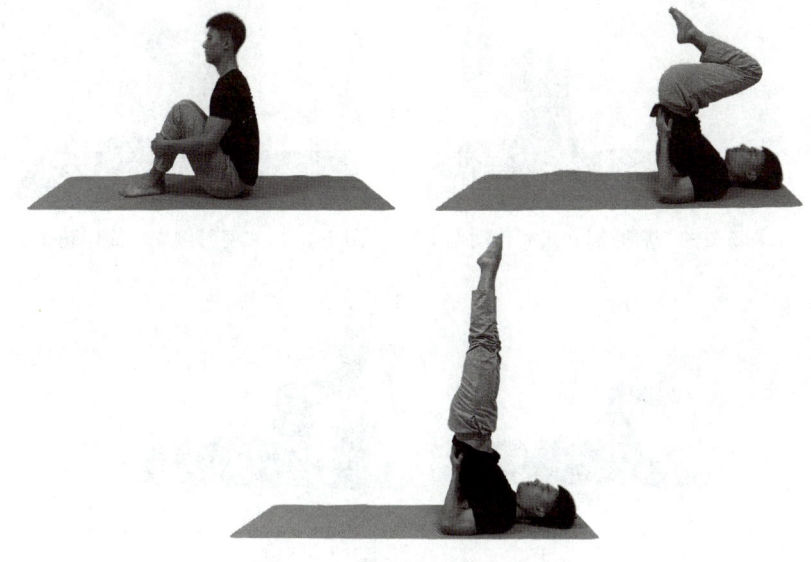

图 5-2-8　肩肘倒立式连续动作

肩肘倒立式视频

呼吸配合：形成倒立时，吸气；保持姿势时，自然呼吸；还原时，呼气。

意念引导：意念集中在脚的上伸、腿的绷直、臀腹的收紧、背部的上伸、下颌的紧锁和肩肘的支撑上。

锻炼功效：肩肘倒立式是瑜伽中最重要的经典姿势之一，对人体的内分泌系统有很好的调节作用。由于人体呈倒置姿势，使脑部血流量增加，脑部的氧供应量增强，从而提高脑细胞的活力和脑血管壁的弹性与抗压能力。肩肘支撑，形成收下颌的状态，对甲状腺和甲状旁腺都有刺激作用。人体倒置可克服或缓解因长期站立带来的静脉曲张等不适，也有利于心脏回心血流量的增加，从而促进心脏健康。肩肘倒立式还有助于释放肠道中的气体，具有排毒养颜的作用。

注意事项：高血压患者慎做此练习。由于肩肘倒立具有一定的难度，练习时不要急于求成，可分步骤完成。尝试先完成一半，即到屈腿为止（图5-2-9），或允许腹部微收（图5-2-10），也可借助墙完成动作（图5-2-11）。

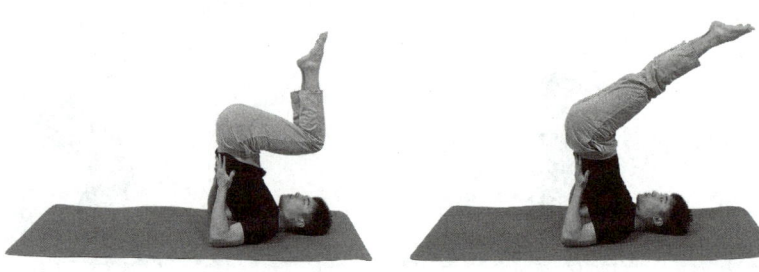

图 5-2-9　肩肘倒立式简化动作 1　　　图 5-2-10　肩肘倒立式简化动作 2

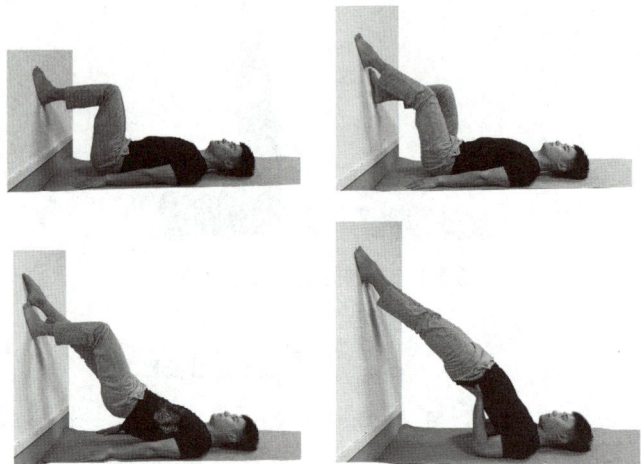

图 5-2-11　肩肘倒立式简化动作 3

四、头手倒立式

头手倒立式是由头、肘、手形成的支撑，其固定姿势如图 5-2-12 所示。

动作方法：两手、两肘撑地开始，额头撑地，两手十指相交抱住头部，形成肘、前臂及头顶前部撑地状态。之后两腿伸直，前脚掌着地，重心逐渐移向头部。一脚有控制地向上摆动,另一脚蹬地也是有控制地向上摆,两脚并拢完成倒立。保持这一姿势(图 5-2-13)。之后两脚依次落地还原。

呼吸配合:向上摆腿时,吸气;保持姿势时,自然呼吸;腿部下摆落地时,呼气。

意念引导:腿上摆时,集中感受腿上摆的方向及控住腿的时刻。完成倒立时感受手肘的支撑及腰、腹、臀的收紧与控制。

锻炼功效:同肩肘倒立式。

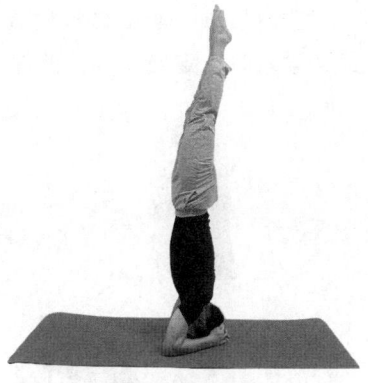

图 5-2-12 头手倒立式固定姿势

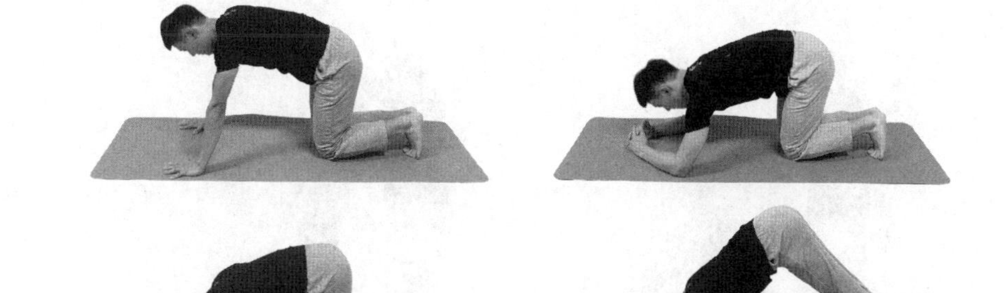

图 5-2-13 头手倒立式连续动作

注意事项：心脑血管疾病患者慎做此练习。由于此动作具有一定的难度，最初学习时一定要在同伴的保护下完成，切不可急于求成（图5-2-14）。

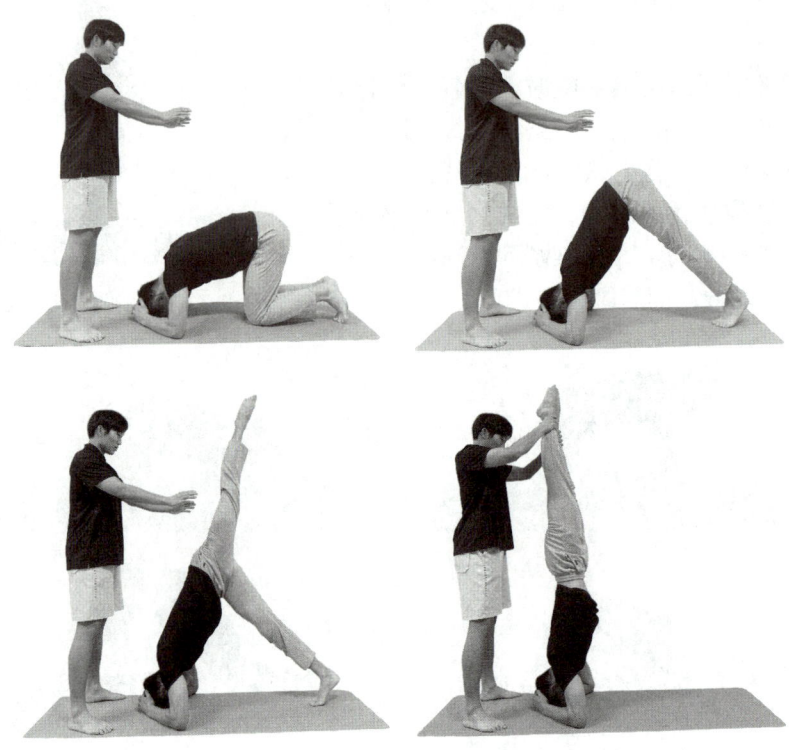

图 5-2-14　头手倒立式保护动作

头手倒立式视频

第六章
瑜伽与冥想

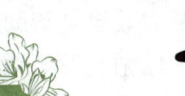

第一节 瑜伽冥想的功效与种类

冥想（meditation）在英文里，指的是禅修的意思，是瑜伽实现入定的一项技法。在现代社会，工作和生活压力增加，人体若长期处于紧张、压抑的环境中就会使体内的荷尔蒙分泌异常、免疫力降低，从而产生紧张、焦虑、烦躁、失眠等状况。因而如何缓解压力、释放不良情绪并获得内心平静成为现代人的迫切需求。瑜伽冥想练习正是缓解压力、获得内心平和的良好方法。

一、瑜伽冥想的功效

（一）可以调节身体状态

瑜伽冥想是通过想象头脑中的已有表象并进行思维加工，形成新形象的过程，是一种高级的认识活动，也是一种特殊的思维形式。想象的材料来源是表象，而表象则来源于实际生活和过去经验。良好的想象对机体的生理活动具有调节作用，可以改善身体机能，如通过想象可以调节心率、体温，可以改善情绪、升华情感、调节身体状态。

（二）可以提高注意力

瑜伽冥想练习要求练习者专注于自己的身体、呼吸、意识等，感知生命每一瞬间的变化，通过专注于自身的感受，记住自己最理想的状态，让自我沉浸在这一状态中，体验心情平和、舒畅的感觉。进行瑜伽冥想练习，不仅使练习者获得内心的平和与安宁，还可以健脑、强身、提高注意力。

（三）可以提高免疫力

研究表明，进行冥想时，人的大脑能够分泌内啡肽，这种物质不仅能改善大脑机能状态，保持脑细胞的活力，而且还能使人产生愉快的感觉，增强免疫功能，提高防病和自愈能力。瑜伽冥想训练可以使大脑放松程度增加，焦虑减少，从而提高人体的免疫功能。

（四）可以延缓衰老

当人体达到深入的冥想状态时，全身放松，心跳、呼吸明显减慢，机体代谢降低，耗氧量也随之降低。因此，经常进行冥想练习有助于延缓衰老。

（五）可以提高心理健康水平

瑜伽冥想练习的最大效果是帮助练习者找回自我，保持内心的平和，使身心获得幸福和快乐。在瑜伽的发源地印度，许多人总是在早晨和傍晚时分到河内清洁身体，然后向着太阳坐下，静静地进入冥想，体验融入大自然的快乐与幸福。在欧美等国家也有很多人运用冥想来调节自己的心情，促进心理健康水平。

二、瑜伽冥想的种类

瑜伽冥想一般可分为语音冥想、意念冥想、呼吸冥想、移动冥想等。

（一）语音冥想

语音冥想又称曼特拉冥想，是将注意力集中在瑜伽导语上，使人的思绪从忧虑、欲念、精神负担中解脱出来的一种瑜伽练习方法。

（二）呼吸冥想

呼吸冥想是通过想象气体在鼻孔中呼出呼入，或想象呼吸时腹部一鼓一息的感觉，将意念专注于呼吸的一种瑜伽练习方法。

（三）意念冥想

意念冥想是通过把注意力集中在对美好景色、事物的想象中，通过对美好事物的追求，调节心身、缓解压力的一种瑜伽练习方法。

（四）移动冥想

移动冥想是将注意力放在身体的某一部位上，随着运动的进行产生冥想的一种瑜伽练习方法。姿势练习就属于移动冥想练习，人们可以沉浸在瑜伽姿势的体验中，感受身心的放松。

第二节　瑜伽脉轮与冥想

一、瑜伽脉轮简介

传统瑜伽认为，人体内有无数的精细神经脉，亦称经络，经络是一种能量运输的通道，其中最重要的有三条：中脉、左脉、右脉。中脉是重中之重。中脉位于人体中轴，在中脉两侧另有左、右两脉。中脉上还有七个重要能量源——脉轮（图6-2-1），自下而上为根轮（红色）、生殖轮（橙色）、脐轮（黄色）、心轮（绿色）、喉轮（蓝色）、眉心轮（青色）和顶轮（紫色），并与自然界的七色光一一对应。

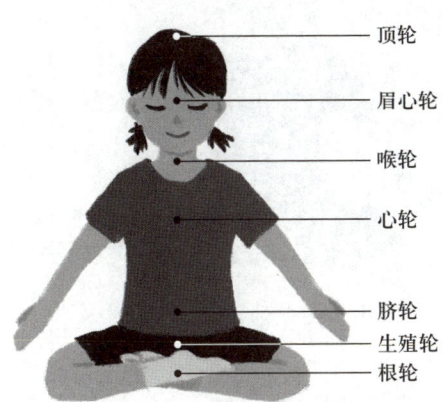

图6-2-1　瑜伽轮穴示意图

现代科学研究表明，颜色对人情绪和心理的影响是不可低估的。如红色有助于促进血液循环，身处红色环境就容易让人兴奋。橙色会令人感到欢畅快乐，对稳定情绪效果极佳。黄色可强化神经系统，促进新陈代谢。绿色有助于排毒、消炎。蓝色能舒缓神经及肌肉紧张、镇痛，当人们处在蓝色环境时会感觉安定。青色让人感觉比较庄严。紫色对淋巴系统有极佳的治疗效果等。在运用瑜伽七轮进行冥想训练时也是运用各脉轮对应的颜色，结合色彩对人体心理及情绪方面的影响，对人的身体、心理进行调节。

二、瑜伽脉轮与冥想

（一）根轮与冥想

根轮又称海底轮或纯真轮，是人体整个能量系统的根本，具有生存的能力。

1. 根轮概况

（1）位置：位于脊椎骨底部会阴处（图6-2-2）。

（2）神经支配：坐骨神经丛。

（3）腺体分布：主管人体性腺功能。

（4）支配器官及功能：支配人体脊柱、肾脏、腿、脚、直肠和免疫系统，控制排泄系统和生殖器官，承担着从臀到脚的协调运动。

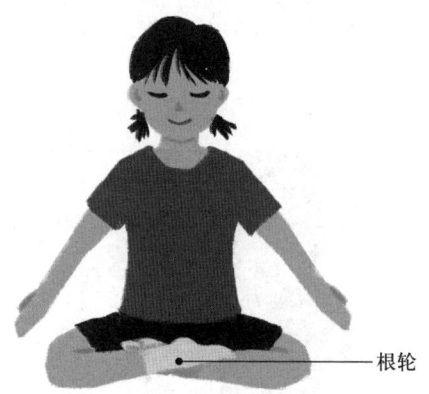

图6-2-2　根轮位置示意图

2. 根轮的冥想

采用坐姿或仰卧姿势调整呼吸。

（1）想象在根轮处有一股温暖的气息在身体中流动，感受到安全、安定和温暖，生命充满着活力，对生活充满信心。

（2）想象根轮部位的血液循环良好，坐骨神经传导通畅，下肢肌肉得到充分放松，消除腿部的疲劳与肿胀感。

（3）想象生活的快乐，相互关爱、和谐。

（二）生殖轮与冥想

生殖轮又称腹轮、真知轮、水轮，与快乐、性欲、享乐、亲情等情感相关。

1. 生殖轮概况

（1）位置：位于骨盆的耻骨处（图6-2-3）。

（2）神经支配：主动脉腹腔神经丛。

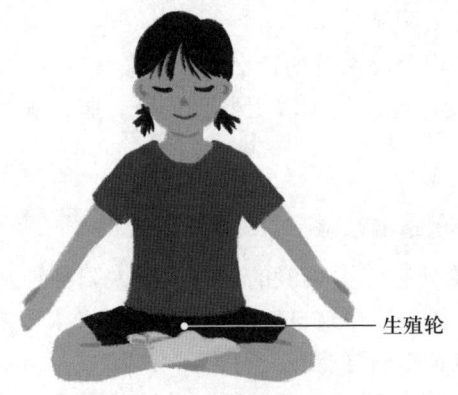

图 6-2-3 生殖轮位置示意图

（3）支配器官及功能：与生殖器、膀胱、肾脏等器官相关。掌管脾脏、胰脏和肝脏下部。主要功能与消化、性功能有关。

2. 生殖轮的冥想

采用坐姿或仰卧姿势调整呼吸。

（1）想象生殖轮的位置，有一种有益能量向上流动，温暖下腹部，使全身充满力量，带给人愉悦、幸福、富有的感觉，享受生命中一切美好的事物。

（2）感受下腹部充满着温暖，生殖器官、消化器官轻轻蠕动，血液循环良好，胃肠蠕动正常，臀腹肌肉收缩，一切不良感觉在渐渐消失。

（三）脐轮与冥想

脐轮又称正道轮、日轮。它控制着人的意志力和耐力。

1. 脐轮概况

（1）位置：位于腹部中央肚脐的地方（图 6-2-4）。

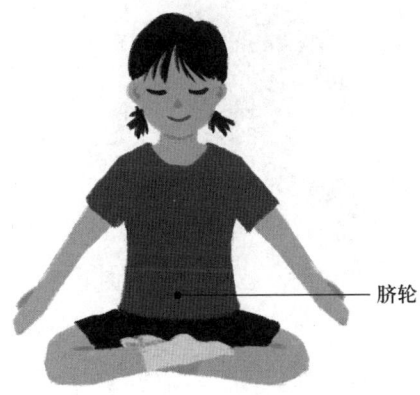

图 6-2-4 脐轮位置示意图

（2）神经支配：太阳神经丛。

（3）腺体分布：内分泌系统的肾上腺和胰腺。

（4）支配器官及功能：支配着上腹部、肝、胆、脾、胰脏、肾上腺、小肠、胃肠上部等。

2. 脐轮的冥想

采用坐姿或仰卧姿势调整呼吸。

（1）想象在脐轮处有似火焰般的热量，使太阳神经丛恢复能量。这种来自内在的能量，可以使人应付来自生活的种种挑战，并具有坚强的意志力。

（2）想象自己像树干一样挺拔、有力。

（3）感觉腹部轻微的活动，肝、脾、胃等器官系统活动正常，身体感觉舒适。

（四）心轮与冥想

心轮又称仁爱轮，是情绪的根源，与人体呼吸和心脏血液循环相关，影响人的七情。

1. 心轮概况

（1）位置：位于胸骨的后面（图6-2-5）。

（2）神经支配：心脏神经丛。

（3）腺体分布：胸腺。

（4）支配器官：支配着心脏和呼吸系统及胸部等处的器官。

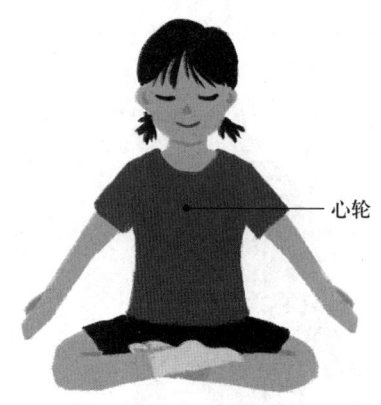

图6-2-5 心轮位置示意图

2. 心轮的冥想

采用坐姿或仰卧姿势调整呼吸。

（1）想象绿色的热带树木，枝繁叶茂，自由生长。天空晴空万里，自己的内心非常开阔、爽快。毫无压抑、毫无束缚，在绿色、开阔、轻松的环境中进行深呼吸运动。

（2）想象一朵莲花，出淤泥而不染，美丽的花瓣慢慢打开，随着莲花的开放，心胸变得非常宽广。

（3）感觉两脚向树根一样插进泥土，腰部像树干一样向上直立，胸部高高挺起，悠闲而缓慢地进行深呼吸，感觉心跳有力而缓慢，呼吸通畅而轻松，精力旺盛且充沛。

（五）喉轮与冥想

喉轮又称大同轮，此轮与声音、听觉相连。

1. 喉轮概况

（1）位置：位于咽喉后面（图6-2-6）。

（2）神经支配：颈部神经丛。

（3）腺体分布：甲状腺与甲状旁腺。

（4）支配器官与功能：支配着颈、耳、鼻、喉、面、牙、舌、口、颚及眼部等。

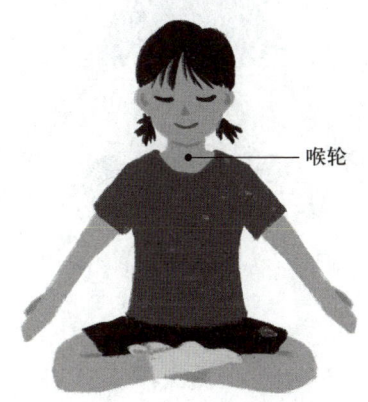

图6-2-6　喉轮位置示意图

2. 喉轮冥想

采用坐姿或仰卧姿势调整呼吸。

（1）想象自己漫步在春天郊外的小路上，温暖的阳光洒在身上，感觉到身体暖融融的。春风扑面，小草清香，小溪从身边潺潺流过，带来清新愉快的感觉。

（2）想象在夏天里，安静坐在海边的沙滩上，清凉的海风扑面而来，身体非常舒适，脊柱充分挺拔，感到精力充沛，能量无穷。

（3）把注意力移至颈部，想象白云在耳中缭绕，在舌上滑动，感觉颈部柔软、自由和放松。

（六）眉心轮与冥想

眉心轮又称额轮、宽恕轮、第三眼。

1. 眉心轮概况

（1）位置：位于前额中心（图 6-2-7）。

（2）神经支配：脑和中枢神经系统、视神经。

（3）腺体分布：松果体和脑下垂体。

（4）支配身体器官及功能：支配着小脑、下丘脑神经系统、眼、耳、鼻、松果体等。

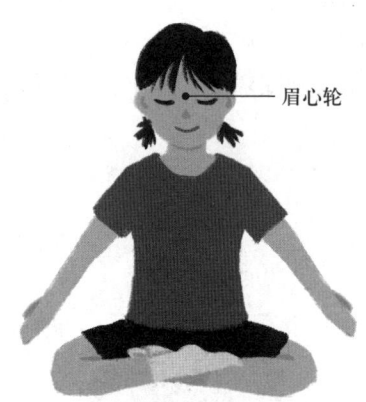

图 6-2-7　眉心轮位置示意图

2. 眉心轮的冥想

以最舒适的方式躺好或坐好后，做深呼吸。

（1）想象在两眉之间有一股能量充满全身，寻求顿悟、提升意识。

（2）想象在朦胧的夜晚，月光洒向大地，它温柔地抚摩你的身体，安抚着你的心灵，用心去感受世间的一切，感谢大自然赋予人类的一切。

（七）顶轮与冥想

顶轮又称自觉轮，是所有能量中心与三条脉络会合的地方。

1. 顶轮概况

（1）位置：位于头顶（图 6-2-8）。

（2）神经支配：脑和中枢神经系统。

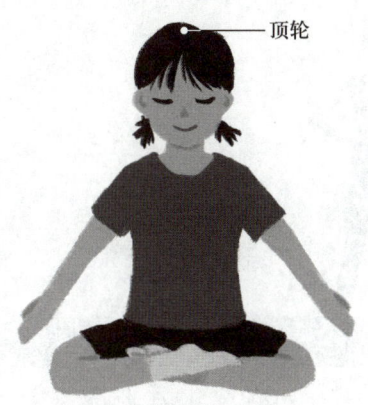

图 6-2-8　顶轮位置示意图

（3）腺体分布：脑垂体。

（4）支配身体器官及功能：支配着大脑等。

2. 顶轮的冥想

采取坐姿或仰卧姿势调整呼吸。想象头顶的顶轮位置，发出一种有益的能量，从中脉流向根轮，直到全身充满能量。这种感受会使人变得开朗，更明事理。

第三节　瑜伽脉轮与动态调理

一、根轮的动态调理

（一）站姿感觉根轮

手扶盆腔，感觉盆腔用力向下，体验根轮与大地相连的感觉，心态平稳，姿势稳固。

动作方法1：由两脚分立开始。两手扶腰，拇指向前，腰腹收紧，尾骨、骶骨向下用力，感到盆腔稳固，身体与大地连接。保持这一姿势，深呼吸30秒（图6-3-1）。

动作方法2：由两脚分立开始。一手前扶下腹部，一手后扶骶骨部，腰腹收紧的同时感觉尾骨、骶骨向下用力。体会身体与大地连接。保持这一姿势，深呼吸30秒（图6-3-2）。

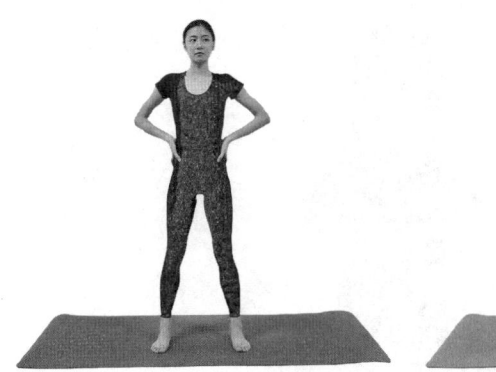
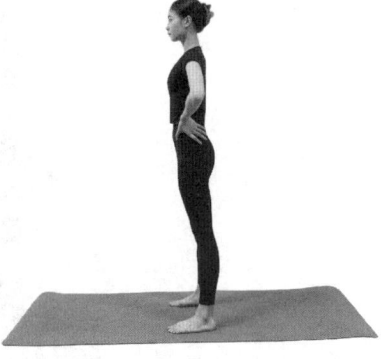

图 6-3-1　站立姿势 1

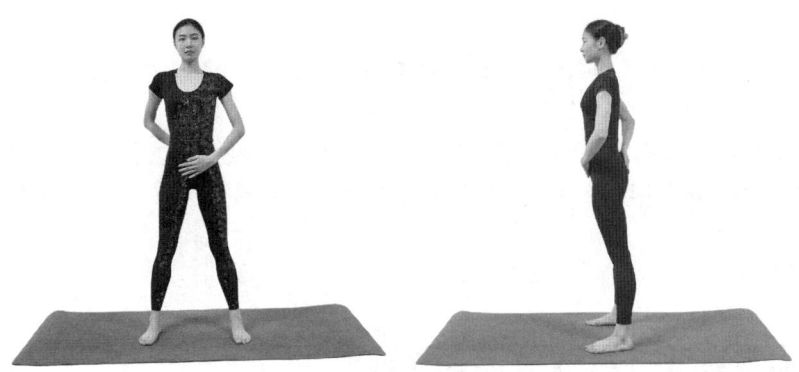

图 6-3-2　站立姿势 2

（二）猫式感觉根轮

两手与肩同宽，两膝与髋同宽，肩部放松，四肢支撑成猫式。感觉根部位置。呼气，弓背，收下腹，耻骨、尾骨内收，肩上顶，颈部放松。注意力集中于骨盆的运动。再吸气，抬头、塌腰、翘臀，耻骨、尾骨尽力后伸。通过腰、骨盆的收缩与伸展运动，配合呼吸感受根轮，调整根轮（图 6-3-3）。

（三）卧姿感觉根轮

由俯卧开始。两手放于脸下，感觉全身放松，身体重量放在腰腹部，耻骨处有轻轻漂浮的感觉。呼气，腹部肌肉稍收紧上提，尾骨、骶骨随之向地面下沉，并向下肢传递。俯卧姿势有利于感受根部的位置，并保持腰部的自然曲线（图 6-3-4）。

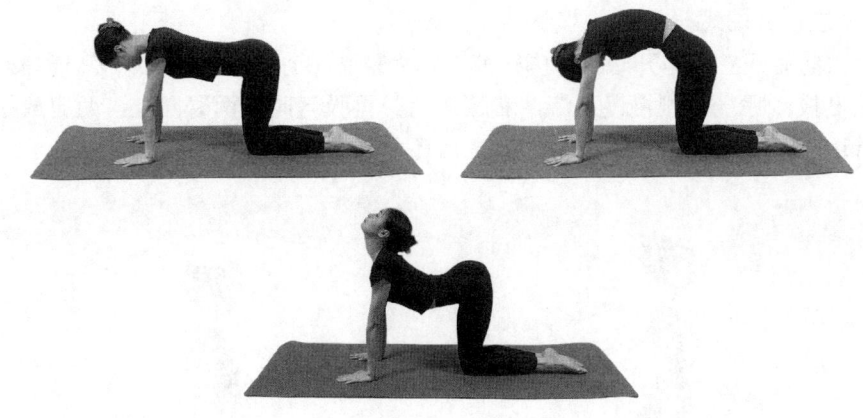

图 6-3-3 猫式

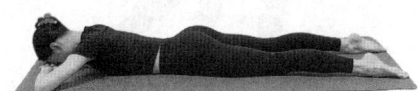 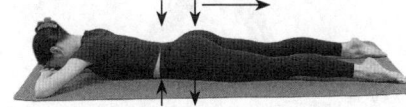

图 6-3-4 卧姿

二、生殖轮的动态调理

生殖轮作为身心能量中心,是身体发力的场所。

(一) 扭转式

由仰卧开始。右腿屈,左手抱右膝,颈部放松,左腿伸直,右手抱头。上体向左上抬起,进一步左转,腹部用力,使上体尽力上抬并缩成近似于圆形(图 6-3-5)。之后还原,再进行另一侧练习。

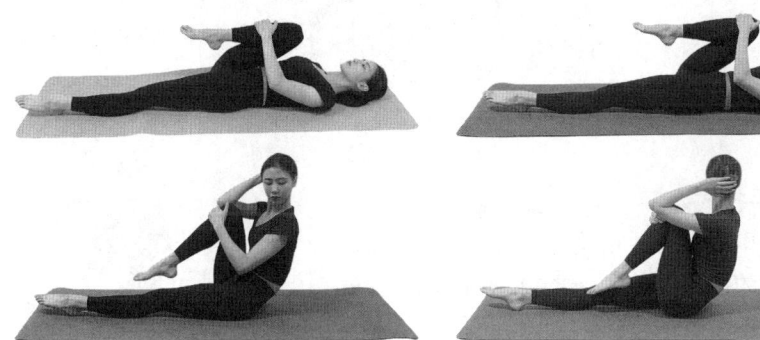

图 6-3-5 扭转式

（二）英雄式

由前后开立姿势开始。右脚在前，两手扶腰，骨盆朝向正前。吸气时腰背向上挺拔，呼气时腰慢慢下沉，右膝弯曲。再吸气时，两臂向上，两肩放松，保持这一姿势1分钟（图6-3-6）。之后还原，换腿练习。

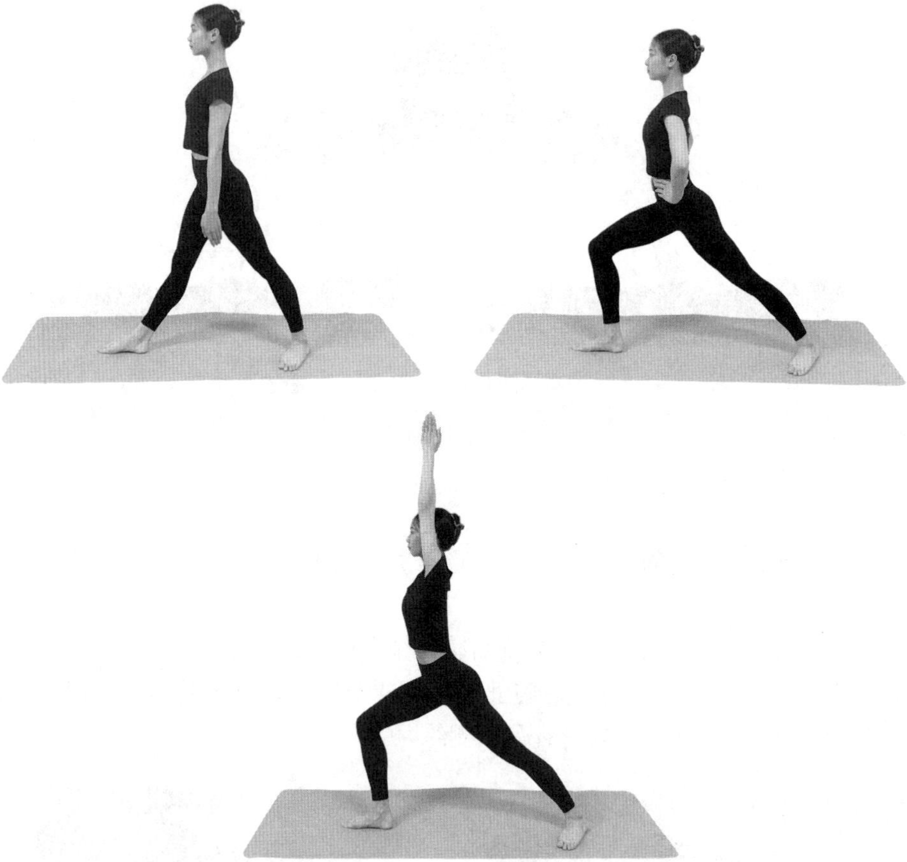

图6-3-6 英雄式

（三）手扶式

由坐姿开始。两手相叠，手心扶于下腹部，感到下腹部的温度升高，通过手扶下腹部温暖生殖轮（图6-3-7）。

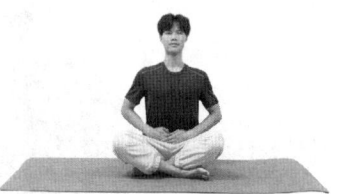

图6-3-7 手扶式

三、脐轮的动态调理

脐轮位于第 4 至第 5 腰椎的部位，在身体中起着承上启下的连接作用。

（一）俯卧式

由俯卧开始。上体稍抬，用两肘撑地。耻骨向地下用力，腰部感觉上浮。上体向斜上伸展，肘向后用力，腰腹用力伸展，感受根与干的连接（图 6-3-8）。

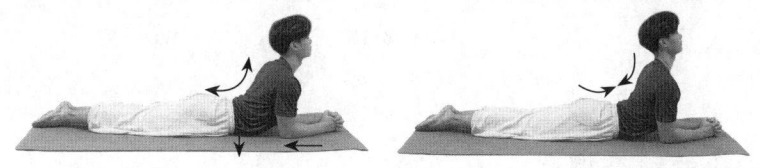

图 6-3-8　俯卧式

（二）前倾式

两脚开立与腰同宽，两手扶腰，拇指朝前，肩放松。两膝微屈，腰前下沉，上体前倾，臀部和肋骨尽力向相反的方向伸展，尽可能使背部与地面平行。此姿势停留 30 秒，深呼吸。体会腰部伸展的感觉（图 6-3-9）。

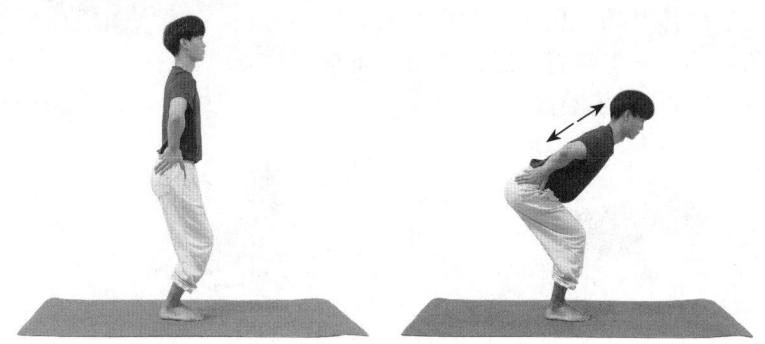

图 6-3-9　前倾式

（三）三角式

两脚尽力分开，两手扶腰。脊柱挺直，收腹，身体向左侧屈。一手扶小腹，一手扶臀部，感觉两手逐渐靠拢，脊柱尽量伸展，肩部放松，颈部沿着脊柱的延长线伸展（图 6-3-10）。

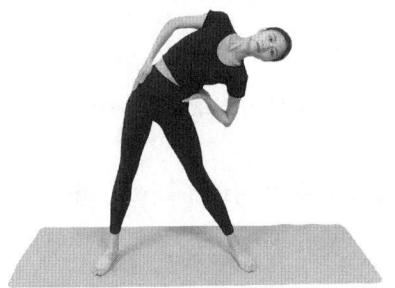
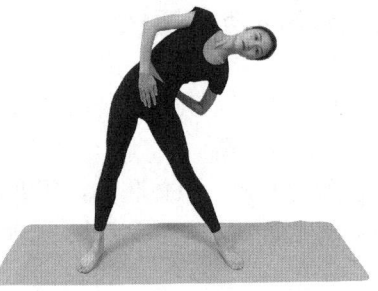

图 6-3-10　三角式

四、心轮的动态调理

（一）坐姿合十式

由盘腿坐开始，两手轻轻合十，拇指缓慢贴近胸骨轻轻按压，体会轻松的感受（图 6-3-11）。

（二）猫式

由四肢跪撑开始。抬头，伸展背部，展胸。回原位后，尽量拱背，近似圆形，胸部尽量内含（图 6-3-12）。反复进行数次。

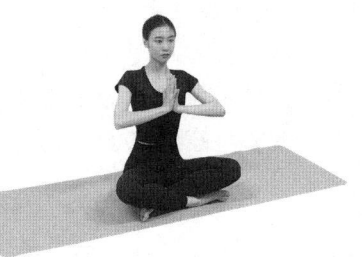

图 6-3-11　坐姿合十式

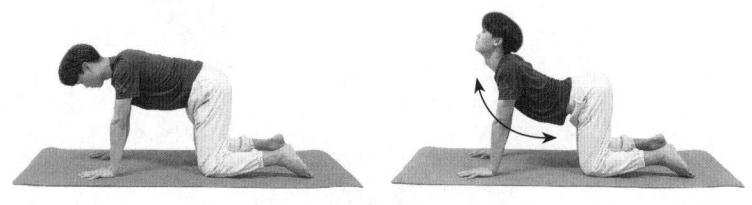

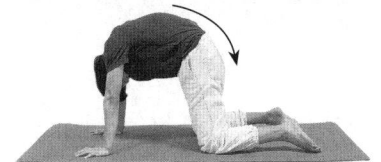

图 6-3-12　猫式

（三）伸臂扩胸式

由站立开始。两手合十，用拇指轻触胸骨。两手向两侧伸展，胸部被充分展开，注意力集中在手臂和肩胛骨的伸展与旋转上，之后两臂回位（图 6-3-13）。反复进行 10 次。

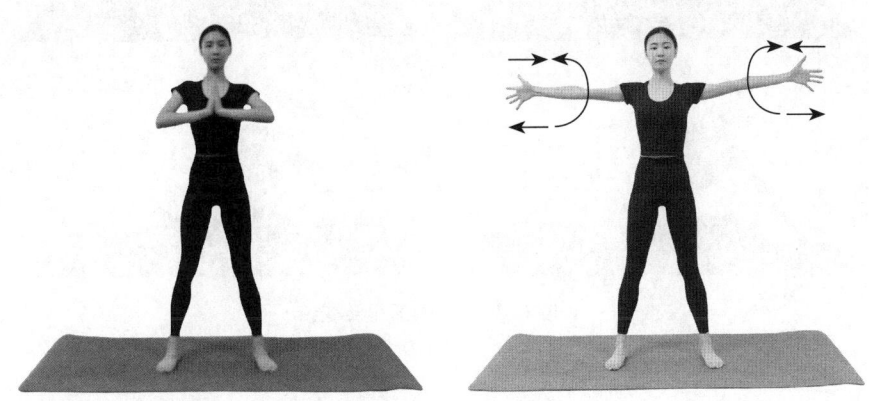

图 6-3-13　伸臂扩胸式

五、喉轮的动态调理

（一）桥式

由仰卧开始。两腿略分开、屈膝，足跟尽量靠近臀部，两臂置于体侧，手心向下。两脚用力撑地，膝关节上顶，臀部离地上抬，胸部挺起，颈部缩紧，两手臂下相交，向脚方向伸展。保持这一姿势，自然呼吸 30 秒（图 6-3-14）。

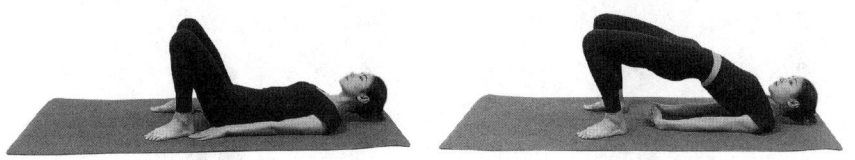

图 6-3-14　桥式

（二）颈部扭转式

由盘腿坐开始。膝关节尽量贴地，一手扶地，一手扶膝，向扶地侧做体侧屈，臀部不要离地，脊柱不要弯曲。在此基础上，上体和脸部后转，保持这一姿势，深呼吸 30~60 秒（图 6-3-15）。

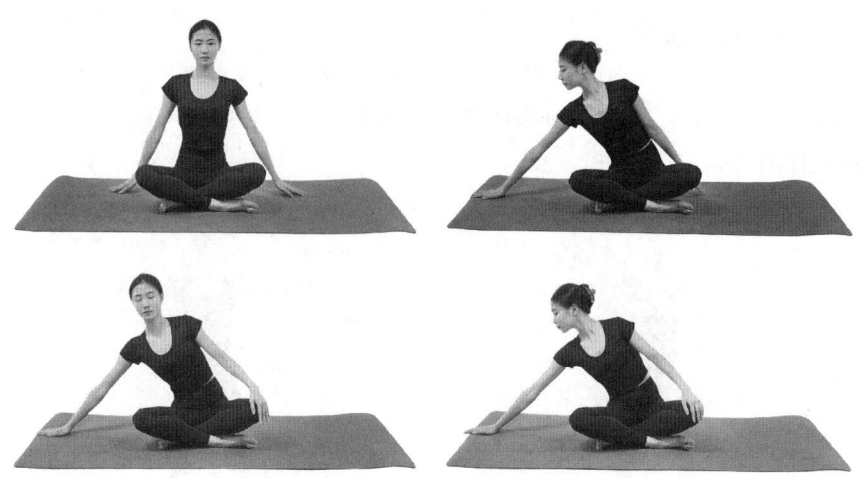

图 6-3-15　颈部扭转式

六、眉心轮的动态调理

通过眼睛的转动调理眉心轮。

动作方法 1：由放松坐开始。两眼向上看 30 秒，再向下看 30 秒，接着再向左、右各看 30 秒（图 6-3-16）。

动作方法 2：由放松坐开始。一手拇指竖起，其余四指弯曲，拇指尽量向远伸，眼看拇指。拇指再逐渐向眼前移动，眼睛随拇指的移动而移动（图 6-3-17）。

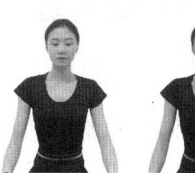

图 6-3-16　动作方法 1

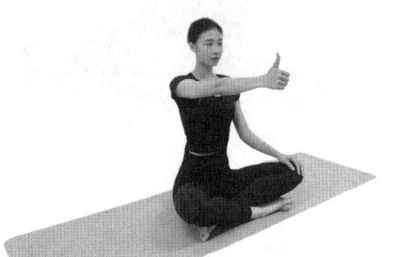

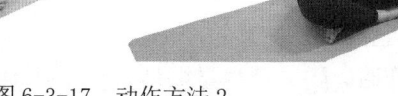

图 6-3-17　动作方法 2

第七章
不同人群的瑜伽锻炼

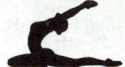

　　瑜伽作为现代人喜闻乐见的运动项目,得到了大众的广泛认可。但因不同人群其身体状况不同,所以在运动时需要考虑特殊性。本章根据老年人群、职场久坐人群及儿童的特点,专门设计了老年瑜伽、久坐人群瑜伽及儿童瑜伽。

第一节　老年瑜伽

　　随着老龄化社会的到来,老年人的健康问题成为许多人关注的焦点。如何通过运动维持自身的健康,怎样做不给子女增添负担,能够独立维持高质量的晚年生活,是现今许多中老年人经常思考的问题。

　　运动是促进健康的良好方式,然而运动是把双刃剑,只有科学的运动才能促进健康,反之则会造成伤害。老年人要想通过科学运动提升健康水平,必须要了解自己的身体特点。

　　老年人随着年龄的逐渐增长,脑组织发生了退行性改变,导致记忆力降低、反应迟钝以及感觉和平衡能力减退等;在运动器官方面,因肌肉萎缩导致肌肉的力量降低,骨关节也由于软骨纤维化,关节滑囊变得僵硬等因素,而导致关节灵活性变差,活动幅度减小,对环境适应能力降低。所以,老年人在运动中更容易发生危险。而瑜伽锻炼可以刺激和调整大脑皮质神经活动过程的强度、均衡性和灵活性,提高机体对外界环境的适应能力;老年人经常参加瑜伽运动,还有助于增加肌肉力量,改善骨骼的血液循环,增强骨骼的物质代谢,保持骨的弹性和韧性,维持关节的活动幅度,从而延缓老化进程。

　　本节介绍的老年瑜伽,就是根据老年人的身体特点,以安全运动为前提,以增强老年人的肌肉力量及增大关节活动幅度为目标，以将锻炼融入老年人日常生活为切入点而进行设计的。

一、床上瑜伽

老年人多因血液循环减弱，经过夜间较长时间的固定姿势睡眠，肌肉血液供养不足，早晨起床时往往会出现肌肉僵硬的状况，所以老年人早晨起床后，千万不可像年轻人那样一睁眼就立即爬起，这样做会存在很多隐患，如易造成晕厥、扭伤、拉伤等。消除隐患较好的方法是：早晨醒来后，在床上进行适度的瑜伽活动，通过这些活动可以促进血液循环，有利于大脑血流量的增加，改善身体僵硬的状态，减少受伤的概率。

（一）仰卧伸展式

目的：通过从手指到手臂乃至躯干的逐渐伸展，促进手臂及躯干的血液循环，起到唤醒身体的效果。

做法：身体的伸展由末端的手指到躯干逐步进行。

动作方法1：平躺，两腿伸直，两手在腹前十指合拢，屈臂在胸前翻腕后慢慢伸臂，在此姿势上停留5~10秒，再还原（图7-1-1），做2~3次，动作的幅度由小到大逐渐增加。

动作方法2：平躺，两腿伸直，两手在腹前十指合拢，屈臂至胸前翻腕向头的方向伸臂，在此姿势上停留5~10秒，再还原（图7-1-2）。做2~3次，动作的幅度由小到大逐渐加深。

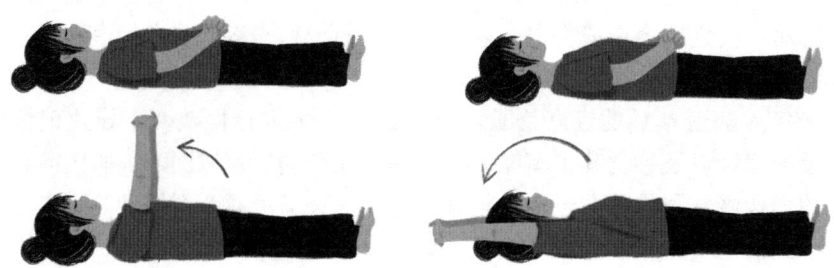

图7-1-1　仰卧伸展式动作1　　　　图7-1-2　仰卧伸展式动作2

（二）仰卧勾脚式

目的：从脚趾到脚踝乃至小腿躯干逐渐伸展、收缩，有助于脚踝及小腿的血液循环，促进脚踝关节的灵活性，维持小腿后部肌群的力量。

做法：平躺，两腿伸直，两臂可置于头部，也可在体侧自然放好。左脚开始勾脚，停留 5~10 秒；由脚趾开始还原，再逐渐绷脚，停留 5~10 秒，还原。再换右脚进行相同练习，再还原。之后，再进行双脚同时勾脚、绷脚的练习（图 7-1-3）。单脚、双脚各做 2~3 次，用力的程度要逐渐加大。

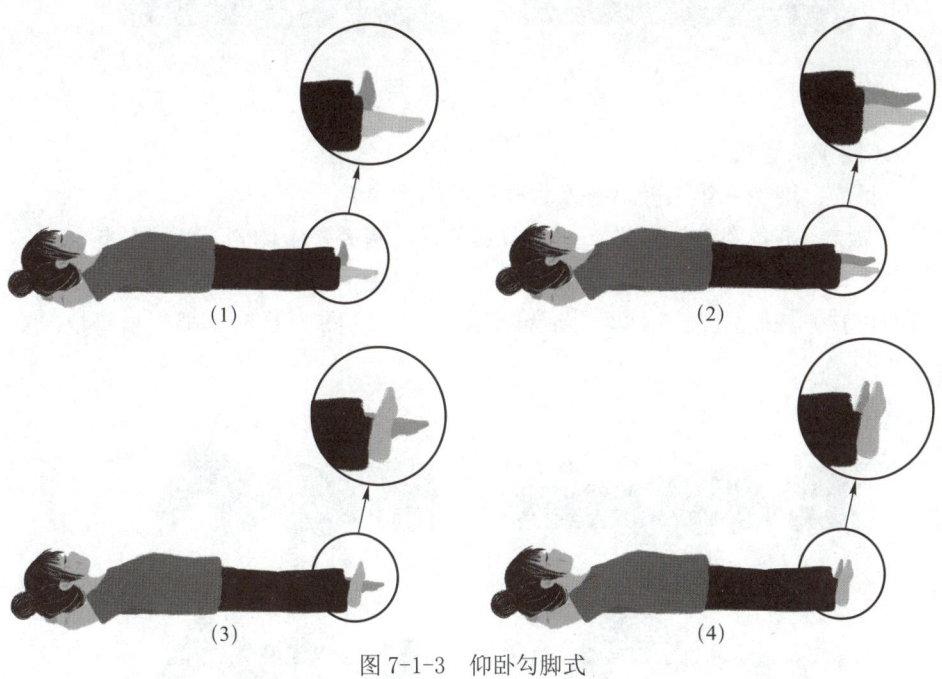

图 7-1-3　仰卧勾脚式

（三）依次抬腿式

目的：有助于下肢的血液循环，维持踝、膝、髋关节的灵活性，增进腿部的肌肉力量。

做法：仰卧，一条腿经过屈膝慢慢举起，举起的高度可根据个人情况量力而行。在此姿势上停留 3~5 秒，再勾脚慢慢落下（图 7-1-4）。之后换另一只脚，按同样的方法进行。重复 2~3 次，用力程度由小到大逐渐增加。

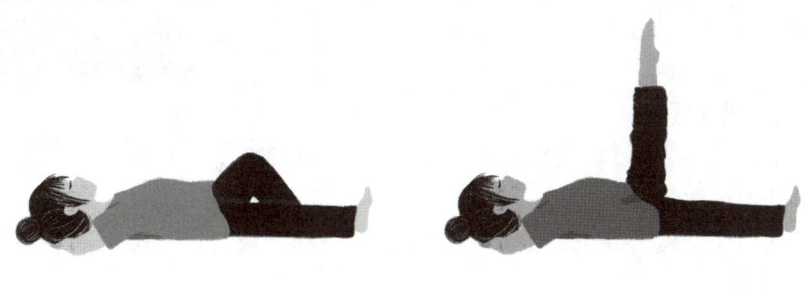

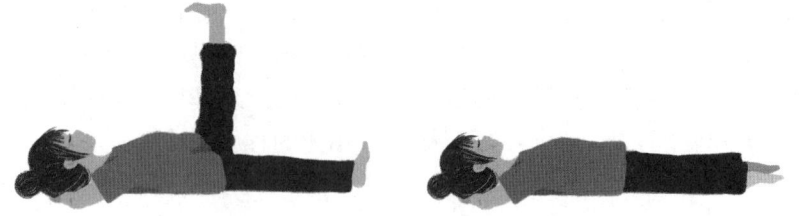

图 7-1-4　依次抬腿式

（四）抬臀式

目的：增加老年人腰、臀及大腿的肌肉力量。

做法：准备姿势为仰卧，两腿自然分开，两手置于体侧。两腿屈膝，小腿尽量垂直于地面，臀着地，两脚支撑；臀部慢慢抬起至与大腿、腰部成斜向直线的位置，控制住 3~5 秒。之后臀部慢慢落下（图 7-1-5）。根据自身情况重复 2~3 次。

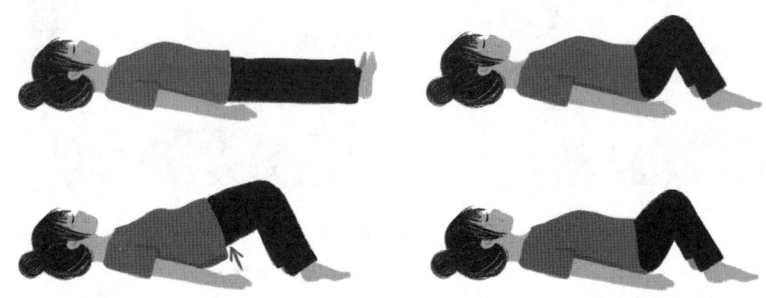

图 7-1-5　抬臀式

（五）双腿举起式

目的：有利于下肢静脉回流，缓解下肢静脉曲张。

做法：准备姿势为仰卧，两腿并拢，两手置于体侧。两腿经过屈膝慢慢举起，举起的高度可根据个人情况量力而行。在此姿势上停留 3~5 秒，之后再慢慢落下（图 7-1-6）。

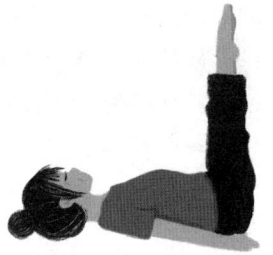

图 7-1-6　双腿举起式

（六）蹬车式

目的：维持踝、膝、髋关节的灵活性，增进腹、腰、臀的肌肉力量。

做法：两腿慢慢举起，之后两脚像蹬车一样，依次进行圆形的屈伸活动。

动作的速度要缓慢、有控制（图7-1-7）。做5次左右，休息一下。重复2~3次。

（七）扭转式

目的：拉伸腰部及全身肌肉和韧带，舒展身体。

做法：准备姿势为仰卧，两腿并拢，两手置于体侧平放。一条腿屈膝，小腿尽量垂直于地面，之后保持屈腿姿势，以腰为轴向直腿方向扭转（图7-1-8）。停留3~5秒，再还原。需要注意的是，扭转时配合呼气。之后换另一侧进行。重复2~3次。

注意：扭转的幅度根据个人情况量力而行。

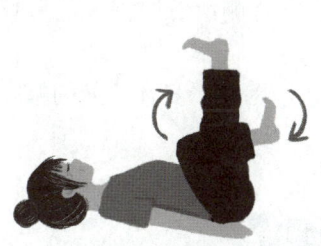

图7-1-7 蹬车式

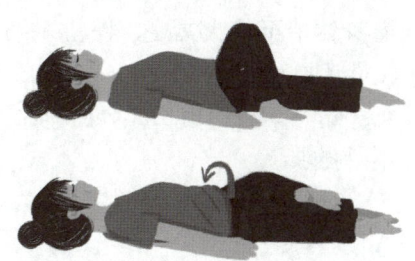

图7-1-8 扭转式

（八）腿蝴蝶式（卧姿屈膝外开，两脚相对）

目的：提高髋关节活动度，拉伸臀、腿肌肉。

做法：仰卧并腿，两腿同时屈膝，小腿基本上垂直于地面，之后，两膝带动腿部慢慢向两侧打开，成两脚心相对、两膝外开的姿势，好似蝴蝶的翅膀（图7-1-9）。停留3~5秒再还原。

注意：两腿外开的幅度要根据个人情况而定。

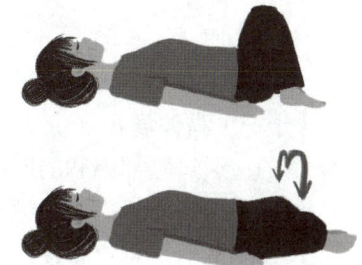

图7-1-9 腿蝴蝶式

（九）俯卧抬腿式

目的：增强腰、臀及腿的后部肌肉力量。

做法：俯卧，两臂屈，手放置于下颌处，一条腿向上抬起，停留5~10秒（图7-1-10）。之后换另一条腿。完成2~3次。

注意：腿抬起的高度要根据个人情况量力而行。

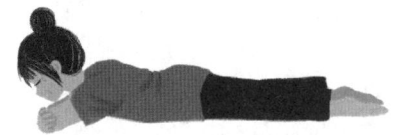
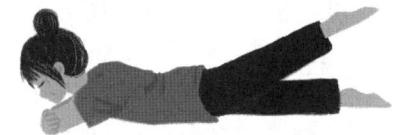

图 7-1-10 俯卧抬腿式

（十）眼镜蛇式

目的：增强脊柱的弹性，增加背侧肌肉力量。

做法：俯卧，两手在肩下撑地，上体由上至下慢慢抬起，感觉耳后有两条线牵拉着身体抬至最大幅度，停留3~5秒，收缩背侧所有肌肉。之后身体由下至上慢慢还原（图7-1-11）。重复2~3次。

注意：随着年龄的增长，脊柱弹性不断退化，因此，身体抬起的幅度因人而异，不要强求。

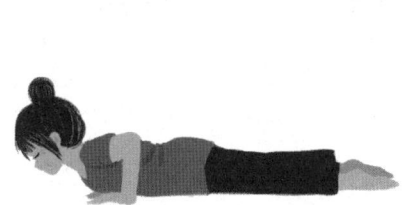
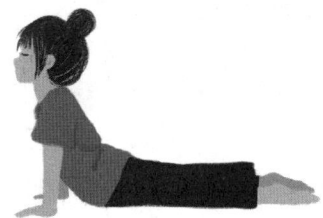

图 7-1-11 眼镜蛇式

（十一）猫伸展式

目的：通过腰部温和的凹凸动作，锻炼腰部及躯干的活动能力。

做法：准备姿势为两手撑地，两膝跪撑。之后慢慢地塌腰抬头，稍停片刻后再慢慢地低头拱背，稍停片刻（图7-1-12）。可重复3~5次。

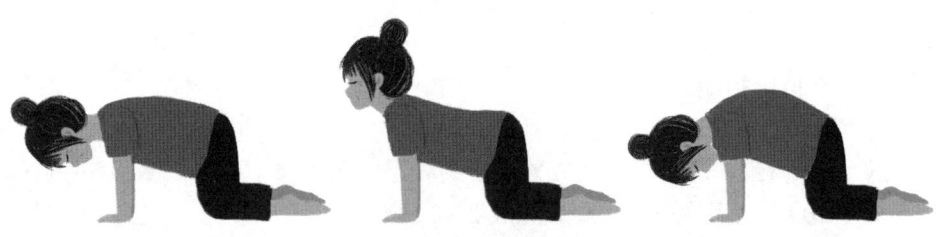

图 7-1-12 猫伸展式

注意：手撑地时肘关节要伸直，第一次做时幅度小一点，以后逐渐增加动作幅度。

床上瑜伽注意事项：床上瑜伽既可以在晨起时进行，也可以在午睡后或晚上睡觉前进行。上述锻炼内容不仅可以在床上做，也可以在瑜伽垫上进行，可根据自己所处环境来决定。上面介绍了一系列的床上瑜伽动作，并不是要求每次都一气呵成地全部完成，可根据自身状况适当选择进行。早晨刚起床，可慢慢进行伸展性练习；若是晚上睡觉前进行锻炼，一定要选择自己感觉轻松的内容，避免锻炼后由于用力过度而引发兴奋，从而影响睡眠。对一些有心脑血管疾病的人，只是拉伸一下身体即可，不要做用力屏气的动作。所有的练习都要循序渐进，由小到大逐渐增加动作的幅度与强度。

二、椅子瑜伽

椅子瑜伽适用于老年人坐在椅子上的任何时间段进行，如在坐着看报、看电视的间歇时间进行锻炼。

（一）颈部伸展式

目的：促进颈部血液循环，维护颈椎关节的活动度。

做法：坐在椅子上，首先沿着额状轴进行低头、抬头的练习（图7-1-13）；再沿着矢状轴进行向左、右侧屈的练习（图7-1-14）；最后沿着垂直轴进行向左、右扭转的练习（图7-1-15）。

注意：颈部伸展时一定要在意念引导下缓慢进行，有颈椎及眩晕问题的人更要慎重进行。当有不舒服的感觉时应停止练习。

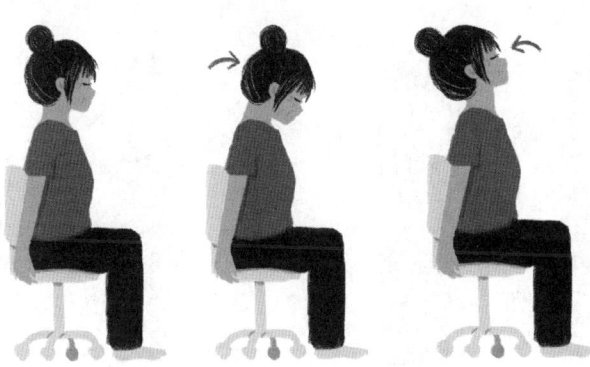

图7-1-13　低头与抬头练习

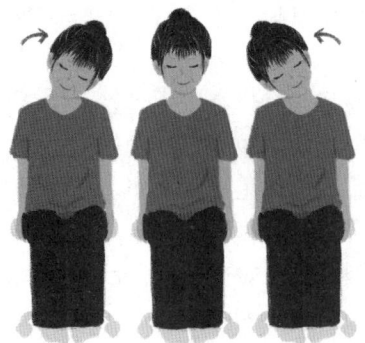
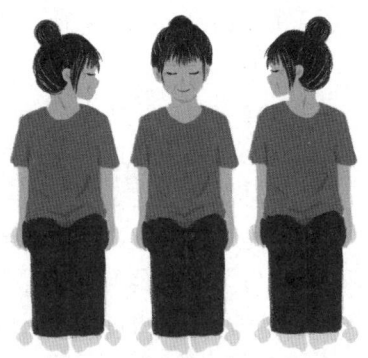

图 7-1-14　头的左、右侧屈练习　　　　图 7-1-15　头的左、右扭转练习

（二）肩部伸展式

目的：伸展肩部及周围肌肉，促进肩部及颈部的血液循环，维护颈肩关节的健康。

做法：坐在椅子上，两肘屈，手指尖触及肩峰处。首先，进行肩的绕动，即沿着肩关节进行幅度由小到大的向前、向后绕动，向前绕动 3~5 次，再向后绕动 3~5 次（图 7-1-16）；其次，进行肩、肘提起与落下的练习，提起与落下的每个环节都停留 2~3 秒，进行 3~5 次（图 7-1-17）；最后，进行肩、肘前收与后展的练习，每个环节都停留 2~3 秒，进行 3~5 次（图 7-1-18）。

注意：动作幅度由小到大逐渐增加。

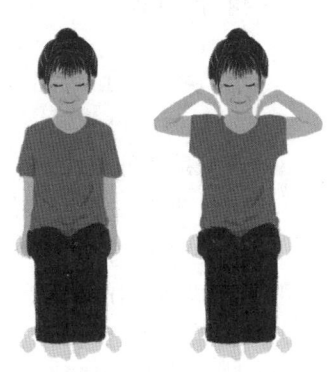

图 7-1-16　肩绕动练习

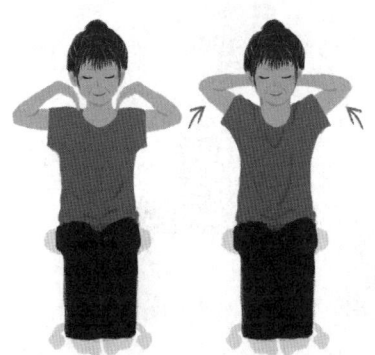
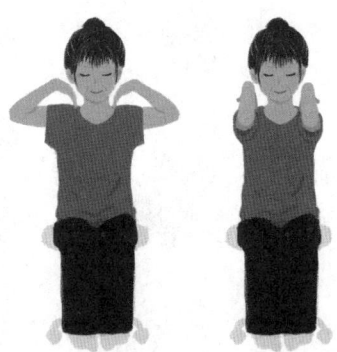

图 7-1-17　肩肘提、落练习　　　　图 7-1-18　肩肘收、展练习

第七章　不同人群的瑜伽锻炼

（三）鹰式

目的：通过牵拉手臂及背部肌肉，促进手臂及背部的血液循环，缓解其紧张与疲劳。

做法：坐在椅子上，两臂前举上下交叉，之后屈肘再两手尽力合拢（图7-1-19）。

注意：手臂的拉伸幅度要量力而行。

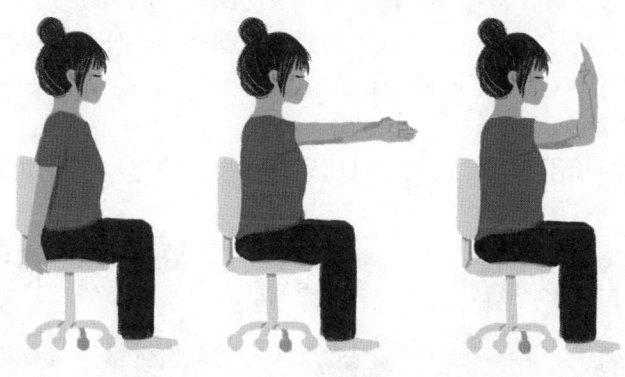

图 7-1-19　鹰式

（四）脊柱伸展式

目的：牵拉躯干及肩带周围肌肉，促进其血液循环，增进脊柱的弹性。

做法：坐在椅子上，两手腹前十指交叉，手臂慢慢向上翻腕伸展，带动整个躯干的伸展，停留3~5秒再还原（图7-1-20）。重复3~5次。

注意：伸展幅度由小到大逐渐增加，最后再向后伸展。

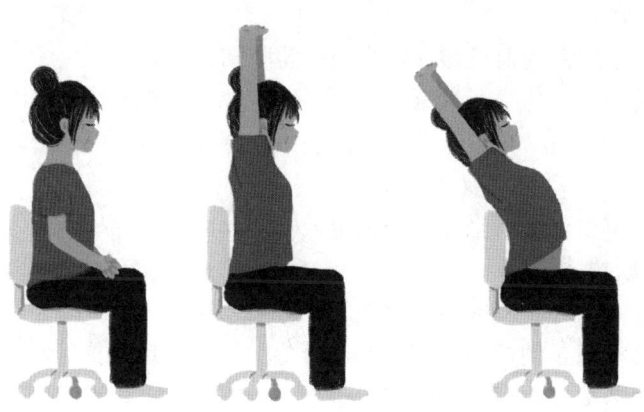

图 7-1-20　脊柱伸展式

（五）脊柱扭转式

目的：增加脊柱的弹性，促进躯干周围肌肉的血液循环，增进脊柱健康。

做法：坐在椅子上，一手扶住椅子把手，然后身体向扶把手一侧慢慢扭转，之后慢慢还原（图7-1-21）。再换另一侧完成，重复2~3次。

注意：动作幅度由小到大逐渐增加。

（六）半莲花式

目的：促进下肢血液循环，增进髋、膝、踝关节的活动度。

做法：坐在椅子上，一条腿慢慢抬起，屈膝外开，外侧脚踝搭在另一条腿的大腿处，停留3~5秒，再慢慢还原（图7-1-22）。换另一条腿进行，每条腿各进行2~3次。

注意：若腿抬不起来，最初可以用手辅助慢慢抬起，不要勉强。

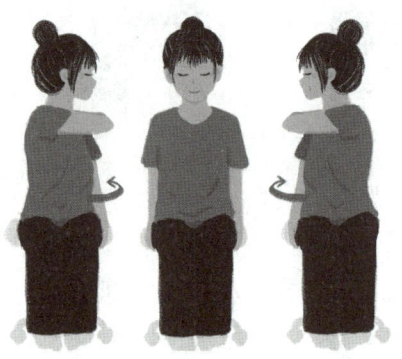 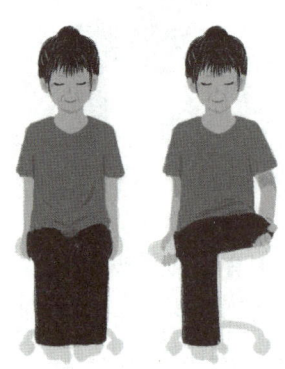

图7-1-21　脊柱扭转式　　　　　图7-1-22　半莲花式

（七）抬腿式

目的：促进腿部的血液循环，增加大腿肌肉力量。

做法：首先，一条腿慢慢抬起，停留3~5秒，慢慢落下，再换另一条腿进行。若感到上述动作轻松，还可同时抬起双腿，停留3~5秒，再慢慢落下（图7-1-23）。每个动作重复2~3次。

注意：一定要保证所坐椅子的稳定、安全。

（八）风吹树式

目的：提高人体平衡能力，增进下肢肌肉力量。

做法：站在椅子的后面，双手扶在椅背上，双脚足跟抬起，在立踵的基础上身体向一侧弯曲，弯曲一侧手扶椅子，另一侧手上举，顺势侧屈。稍做停留后还原。再向另一侧弯曲，动作方法相同（图7-1-24）。

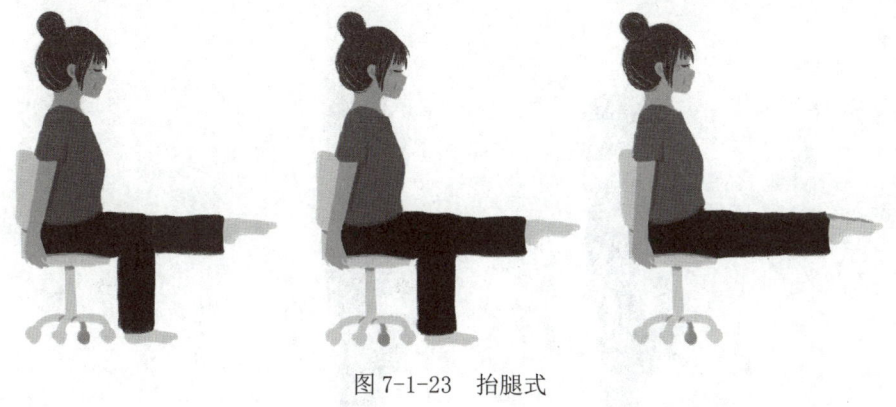

图 7-1-23　抬腿式

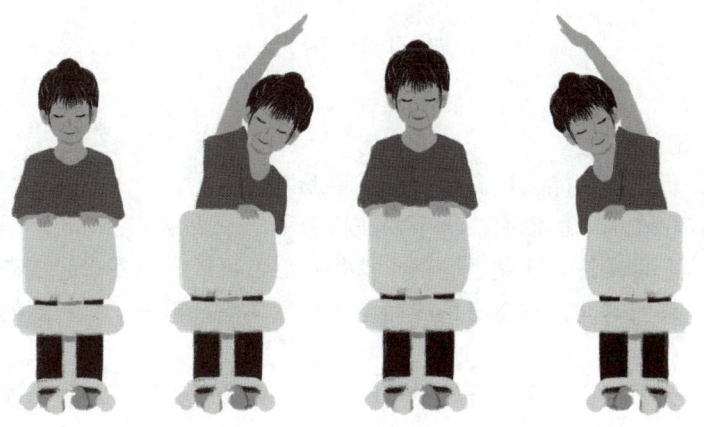

图 7-1-24　风吹树式

注意：在平衡能力提高的同时，更要注重安全，为了保证安全可以手扶椅子来进行，随着能力的提高可以逐渐脱离椅子。

（九）蝎子式

目的：促进老年人平衡能力提高。

做法：站在椅子的后面，双手扶在椅背上。一只脚屈膝后抬，同侧手在后侧把住脚，使足跟尽量贴近臀部，待稳定后，可以尝试着抬起扶在椅背上的手并上举（图7-1-25）。停留时间根据自身情况而定，之后还原，再进行另一侧的练习。

注意：为了保证安全，开始锻炼时可以手扶椅子来进行，随着能力的提高再逐渐尝试脱离椅子。对于运动能力较强者，可根据自身情况进行练习。

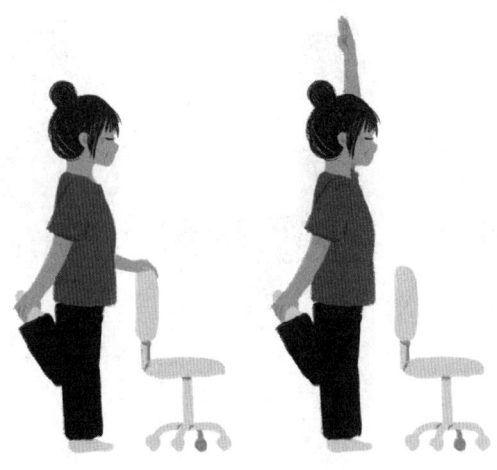

图 7-1-25 蝎子式

（十）抱腿式

目的：促进平衡能力提高，有助于胃肠蠕动。

做法：站在椅子的侧面，一手扶在椅背上。一条腿屈膝抬起，同侧手抱住小腿，呼气，尽量使大腿贴近腹部，待稳定后，可以尝试着抬起扶在椅背上的手并上举。停留时间根据自身情况而定，之后还原，再进行另一侧的练习（图 7-1-26）。

注意：为了保证安全，开始锻炼时可以手扶椅子来进行，随着能力的提高再逐渐尝试脱离椅子。腿部抬起的高度要量力而行。

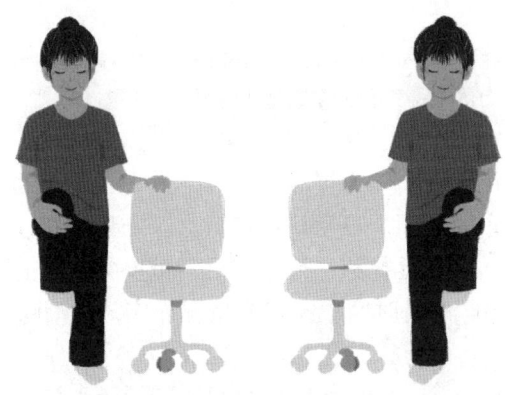

图 7-1-26 抱腿式

第二节　久坐人群瑜伽

久坐已成为现代职场人士主要的工作特征，因久坐而引发的健康问题也屡见不鲜。久坐容易引发腰、背肌肉松弛、无力，降低保护脊柱关节稳定性的作用，从而出现腰酸背痛、腰肌劳损、腰椎间盘突出等问题。另外，久坐时因颈椎长时间不动也易加速颈椎问题的出现，不仅引发颈、肩酸痛，有时还因颈椎压迫神经而发生头晕、头痛等症状。因此，如何使久坐人群能够利用工作的碎片时间，在工作环境中，通过简单的瑜伽活动，促进身体血液循环，减缓因久坐造成的健康问题就显得十分重要。

本节设计了10个简单易行的坐在椅子上或站立姿势的练习，帮助久坐人群缓解久坐的疲劳。

一、伸展式

目的：促进背部、肩、颈血液循环，缓解疲劳。

做法：坐在椅子上，两手在腹前十指相交，沿着身体慢慢向上伸展，手臂向上伸展时配合吸气，之后再缓慢落下，同时配合呼气（图7-2-1）。重复做2~3次，伸展的幅度应由小到大逐渐增加。在此基础上可根据自己的身体情况增加伸展的幅度，如抬头或躯干的伸展（图7-2-2），躯干伸展时，配合呼气。

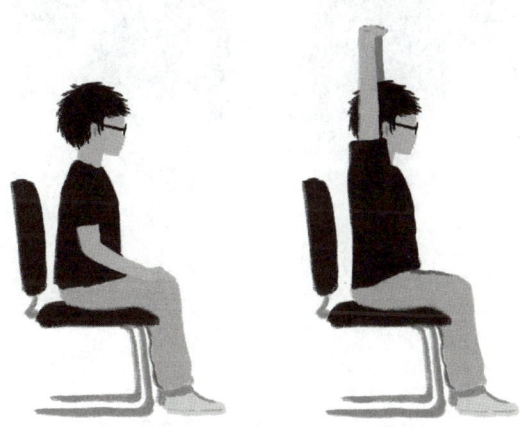

图 7-2-1　伸展式深呼吸基础练习

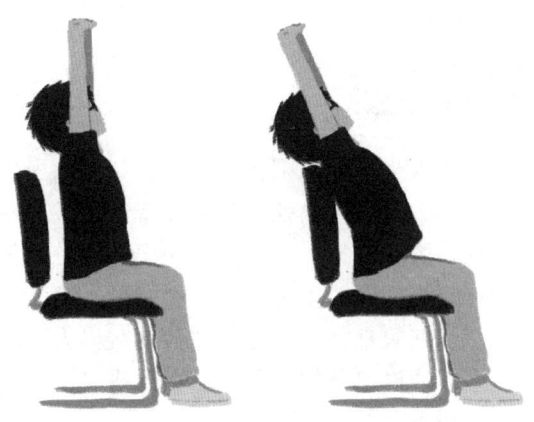

图 7-2-2　伸展式深呼吸加强练习

二、坐姿侧伸式

目的：缓解腰部疲劳，增加脊柱弹性以及两侧肌肉血液循环。

做法：坐在椅子上先向一侧体侧屈，随之一手臂向下伸展，另一手臂向上伸展。之后还原，再进行另一侧的练习（图 7-2-3）。重复进行 2~3 次。

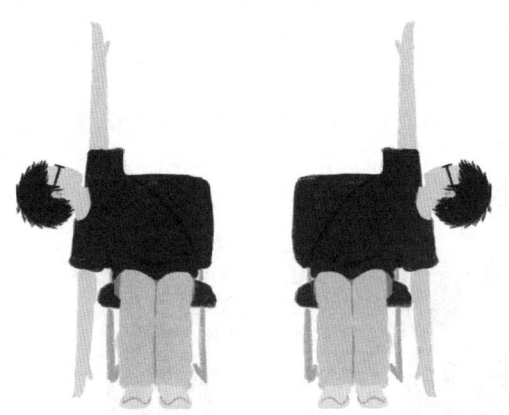

图 7-2-3　坐姿侧伸式

三、半莲花式

目的：增加踝、膝、髋关节的灵活性，促进下肢血液循环。

做法：坐在椅子上，一条腿屈膝外开抬起，在手的帮助下将脚踝抬至另一条腿上。停留5~10秒后，将腿还原。再换另一条腿进行（图7-2-4）。

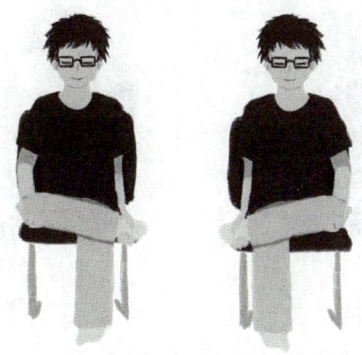

图7-2-4　半莲花式

四、坐姿扭转式

目的：增加脊柱弹性以及腰背肌肉血液循环，缓解腰背部疲劳。

做法：坐在椅子上，上体先向一侧扭转，两手扶椅背。之后还原，再进行另一侧的练习（图7-2-5）。重复进行2~3次。

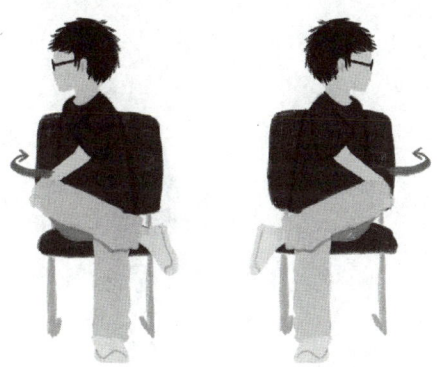

图7-2-5　坐姿扭转式

五、坐椅抱腿式

目的：增加下肢静脉血的回流，缓解下肢疲劳。

做法：臀部在稍向前的位置坐下，上体倾向椅背，两腿顺势屈膝抬起，两手抱腿（图 7-2-6），在此姿势停留 5 秒，重复进行 2~3 次。

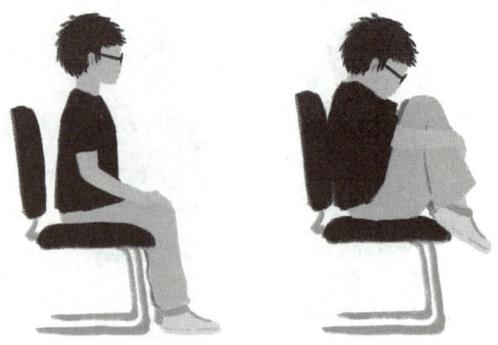

图 7-2-6　坐椅抱腿式

六、风吹树式

目的：有助于平衡能力的提升，增进腿部肌肉力量，缓解久坐疲劳。

做法：站立，双脚跟离地成立踵姿势，同时双手向上举合掌，立稳之后，躯干慢慢向一侧屈，在此姿势停留 3~5 秒（图 7-2-7）。之后还原，进行另一侧的练习。若感到平衡能力欠佳，可一手扶椅子进行练习。

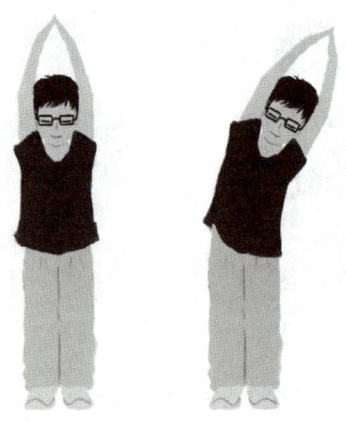

图 7-2-7　风吹树式

七、蝎子式

目的：提高对身体姿势的控制能力，促进血液循环，缓解久坐疲劳。

做法：一手扶椅背，站立于椅子后方，一侧腿支撑，另一腿屈膝后抬，同侧手在臀后抓住脚，待站稳后扶椅手慢慢松开至上举（图7-2-8）。停留3~5秒，之后还原，再换另一侧练习。

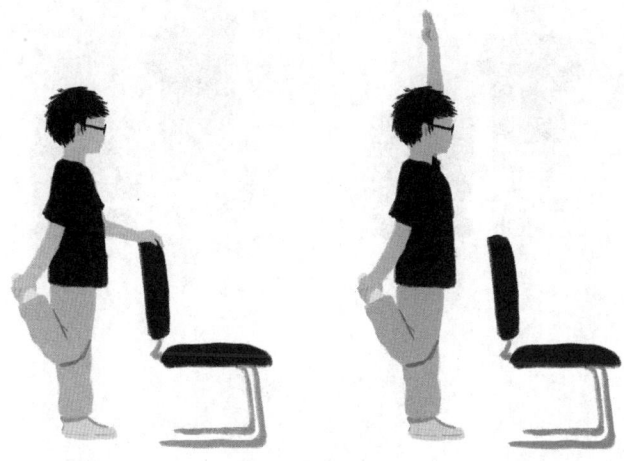

图7-2-8　蝎子式

八、树式

目的：提高平衡能力，进行全身性活动，缓解久坐疲劳。

做法：一手扶椅背，站立于椅子的一侧，靠近椅子一侧的腿支撑，另一腿向侧屈膝，在同侧手的帮助下，脚置于支撑腿侧，待站稳后屈膝腿同侧的手慢慢上举（图7-2-9）。停留3~5秒，之后还原，再换另一侧练习。

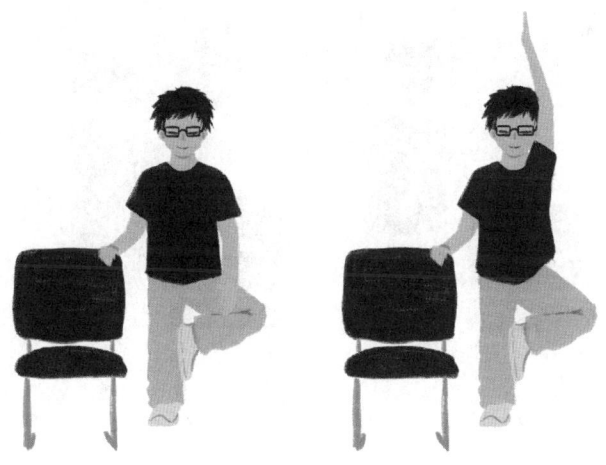

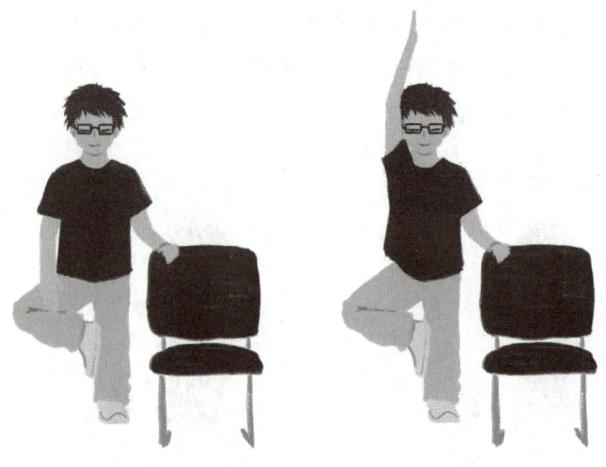

图 7-2-9 树式

九、战士式

目的:增强下肢力量,促进下肢血液循环,缓解久坐疲劳。

做法:一手扶椅背,站立于椅子的一侧,靠近椅子一侧的腿后撤蹬地,另一腿屈膝成弓步支撑,支撑腿的膝部不要超过脚尖,屈膝程度根据个人情况量力而行,另一手臂上举,停留5~10秒(图7-2-10),之后还原,再换另一侧练习。

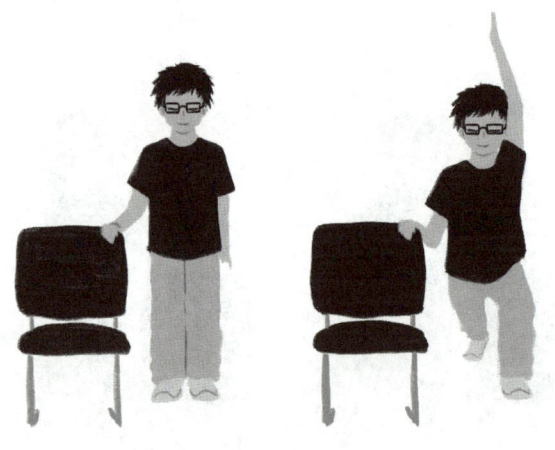

图 7-2-10 战士式

十、三角伸展式

目的：伸展体侧及全身肌肉，增进全身血液循环，缓解久坐疲劳。

做法：两脚开立，站立于椅子的一侧，一手扶椅背，另一手侧平举，上体以髋为轴，向椅子方向侧屈，同时手臂上举，头转向天花板，眼睛看上手，停留5~10秒（图7-2-11），之后还原，再换另一侧练习。

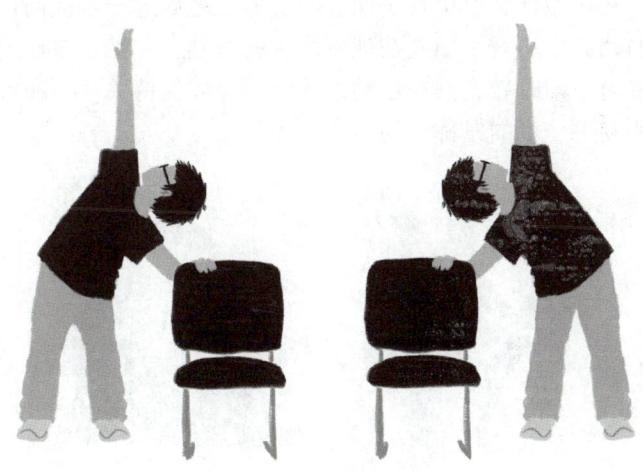

图7-2-11　三角伸展式

以上所介绍的久坐人群瑜伽，是为缓解久坐疲劳、促进健康而设计的。练习者可根据自身的身体状况及办公环境进行选择性的练习，练习的幅度、强度一定要量力而行，循序渐进。

第三节　儿童瑜伽

儿童瑜伽主要是根据儿童的认知水平及其喜爱动物、喜欢模仿的特性，以孩子熟悉的动物图片为切入点，启发孩子的想象力，并通过模仿动物的姿态，促进孩子运动能力的提高。另外，因瑜伽动作较为缓慢，并要求孩子专注于身体，也培养了孩子的专注力及忍耐力。

一、像小猫一样伸懒腰——猫伸展式

目的：通过练习，促进小朋友腰背部的锻炼，有助于其保持良好的身体姿态，并通过专注于练习动作，培养其专注力；通过让小朋友认识动物图片，启发小朋友的想象力，增进其身体动作的体验感。

教法：教师拿出小猫伸懒腰时的图片（图7-3-1）进行提问：谁知道这个动物是什么？它在做什么？引发小朋友的思考；之后进一步提问，谁会模仿小猫伸懒腰时的动作？启发小朋友在观察图片的基础上，结合自己的想象力，进行猫伸展式练习，同时教会其在运动过程中对身体保持关注。在练习完此动作后，留给小朋友进一步的发挥空间。

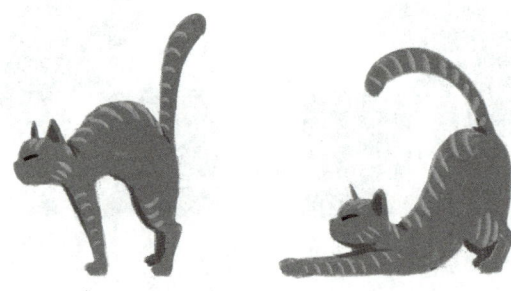

图7-3-1　猫伸展式启发图示

做法：小朋友首先两手两膝撑地，抬头塌腰；之后慢慢低头拱背；再进一步像小猫伸懒腰一样把两手向前伸出（图7-3-2）。

注意：不要硬性规定小朋友要如何做动作，应在启发其想象力的基础上进行锻炼，并在锻炼时教孩子如何关注自己的身体。

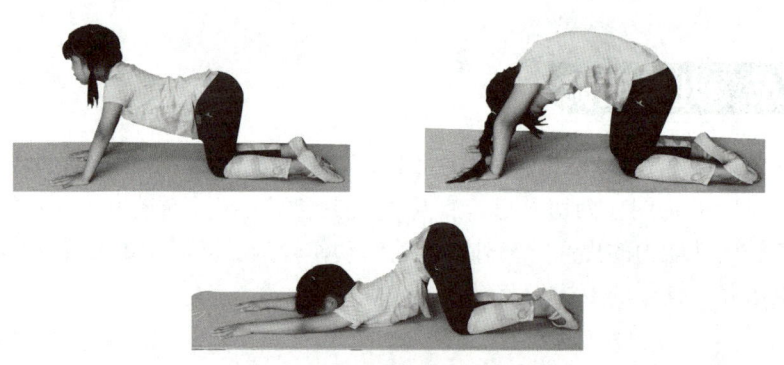

图7-3-2　儿童猫伸展式练习

二、像老鹰一样单脚站——鹰式

目的：通过练习，促进小朋友平衡能力的提高。并通过专注于身体动作，培养其专注力；通过让小朋友认识动物图片，启发小朋友的想象力，增进其身体动作的体验感。

教法：教师拿出老鹰单脚站立时的图片（图7-3-3）进行提问：谁知道这个动物是什么？它在做什么？引发小朋友的思考；之后进一步提问，谁会模仿老鹰单脚站立时的动作？启发小朋友在观察图片的基础上，结合自己的想象力，进行鹰式练习，同时教会其在运动过程中对身体保持关注。在练习完此动作后，留给小朋友进一步的发挥空间。

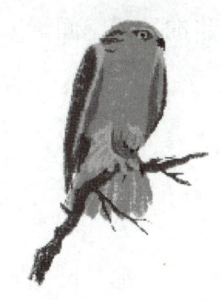

图7-3-3　鹰式启发图示

做法：小朋友首先两手举起交叉再屈肘合掌，宛如老鹰的嘴。尝试抬起一条腿，待稳定时将抬起的腿搭在支撑腿上。像老鹰单脚站立一样完成鹰式动作（图7-3-4），两腿交替进行。

注意：不要硬性规定幅度，小朋友平衡能力达不到时，不强求。在鼓励的基础上要顺其自然地引导其进行练习。

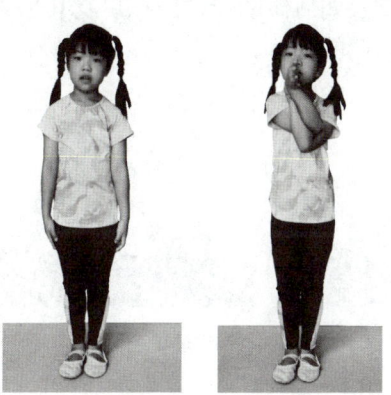

图7-3-4　儿童鹰式练习

三、像小狗一样伸展——下犬式

目的：通过练习，促进小朋友腰背部的锻炼，有助于其保持良好的身体姿态，并通过专注于练习动作，培养其专注力；通过让小朋友认识动物图片，启发小朋友的想象力，增进其身体动作的体验感。

教法：教师拿出小狗的图片（图7-3-5）进行提问：谁知道这个动物是什么？它在做什么？引发小朋友的思考；之后进一步提问，谁会模仿小狗的动作？启发小朋友在观察图片的基础上，结合自己的想象力，进行下犬式练习，同时教会其在运动过程中对身体保持关注。在练习完此动作后，留给小朋友进一步的发挥空间。

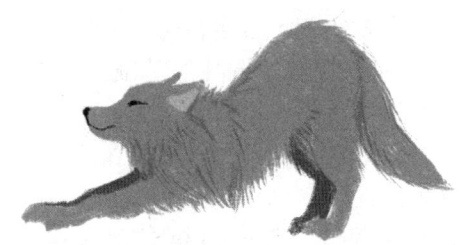

图7-3-5　下犬式启发图示

做法：小朋友首先两手两膝撑地，抬头塌腰；之后臀部带动躯干慢慢抬起，慢慢低头拱背；再进一步像小狗伸懒腰一样把两手向前伸出（图7-3-6）。

注意：不要硬性规定小朋友要如何做动作，应在启发其想象力的基础上进行锻炼，并教会孩子如何关注自己的身体。

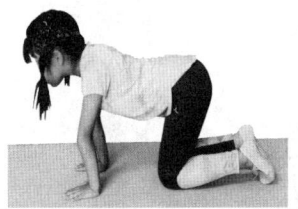 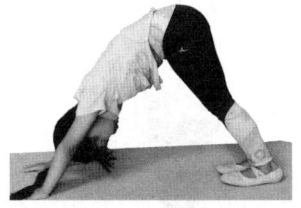

图7-3-6　儿童下犬式练习

四、像丹顶鹤一样站立——平衡式

目的：通过练习，促进小朋友平衡能力的提高。并通过专注于身体动作，培养其专注力；通过让小朋友认识动物图片，启发小朋友的想象力，增进其身体动作的体验感。

教法：教师拿出丹顶鹤单脚站立时的图片（图7-3-7）进行提问：谁知道

这个动物是什么？它在做什么？引发小朋友的思考；之后进一步提问，谁会模仿丹顶鹤单脚站立时的动作？启发小朋友在观察图片的基础上，结合自己的想象力，进行平衡式练习，同时教会其在运动过程中对身体保持关注。在练习完此动作后，留给小朋友进一步的发挥空间。

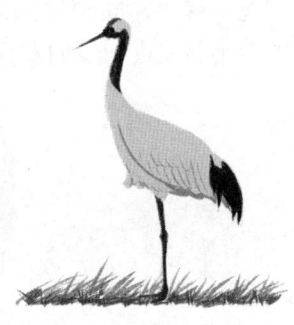

图 7-3-7　平衡式启发图示

做法：小朋友在双脚站立的基础上，尝试一条腿向后慢慢抬起，上体逐渐向前，维持身体的动态平衡，像丹顶鹤一样进行单脚站立（图 7-3-8），两腿交替练习。

注意：不要硬性规定，当小朋友平衡能力达不到时，不强求。在鼓励的基础上要顺其自然地引导其进行练习。

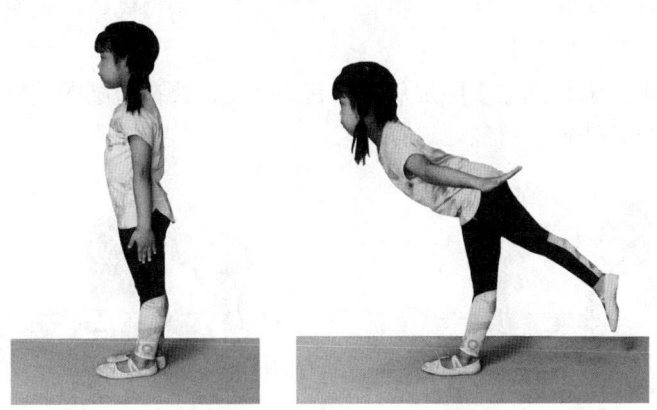

图 7-3-8　儿童平衡式练习

五、模仿老虎翘尾巴——虎式

目的：通过练习，促进小朋友身体的协调及柔韧能力的提高，并通过模仿老虎的动作，培养其专注力；通过让小朋友认识动物图片，启发小朋友的想象力，增进其身体动作的体验感。

教法：教师拿出老虎翘起尾巴的图片（图 7-3-9）进行提问：谁知道这个动物是什么？它在做什么？引发小朋友的思考；之后进一步提问，谁会模仿小老虎翘尾巴的动作？启发小朋友在观察图片的基础上，结合自己的想象力，进行虎式练习，同时教会其在运动过程中对身体保持关注。在练习完此动作后，留给小朋友进一步的发挥空间。

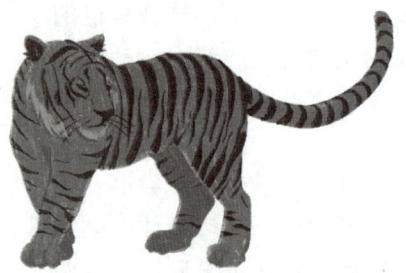

图 7-3-9　虎式启发图示

做法：小朋友首先四肢撑地，即两手、两膝和小腿着地准备。低头，一条腿慢慢离地，接着向后伸腿并慢慢举起，举至最高点时屈膝，宛如翘起的小老虎尾巴，头也随着腿的伸展逐渐抬起。在此姿势上稍做停留，再慢慢还原（图7-3-10）。两腿交替练习。

注意：不要强行规定小朋友后腿抬起的高度，要在鼓励的基础上，引导小朋友按照自身条件顺其自然地进行练习。

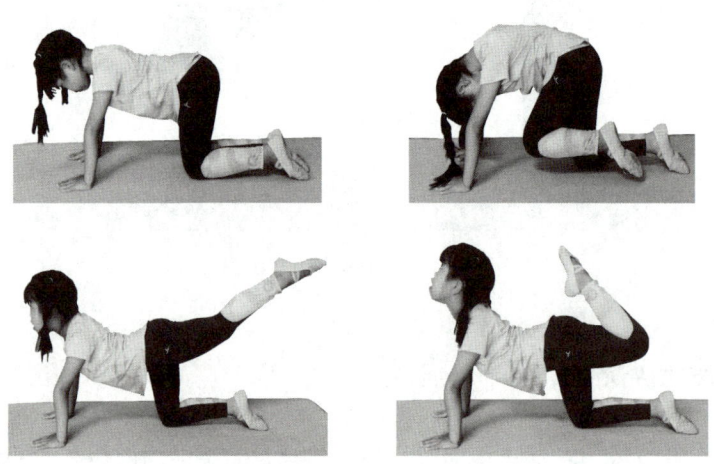

图 7-3-10　儿童虎式练习

六、模仿蛇向上抬——眼镜蛇式

目的：通过练习，促进小朋友背侧肌肉力量的协调发展，增进脊柱的弹性。通过专注于模仿眼镜蛇的动作，培养其专注力；通过让小朋友认识动物图片，启发小朋友的想象力，增进其身体动作的体验感。

教法：教师拿出眼镜蛇的图片（图7-3-11）进行提问：谁知道这个动物是什么？它在做什么？引发小朋友的思考；之后进一步提问，谁会模仿它的动作？启发小朋友在观察图片的基础上，结合自己的想象力，进行眼镜蛇式练习，同时教会其在运动过程中对身体保持关注。在练习完此动作后，留给小朋友进一步的发挥空间。

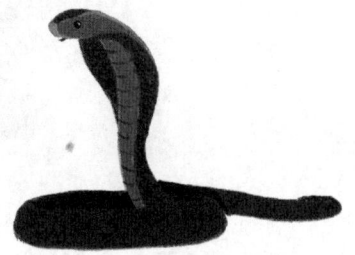

图7-3-11　眼镜蛇式启发图示

做法：小朋友首先俯卧在地，两手在体侧撑地，带动上体逐步抬起，在达到最大限度时稍做停留，再慢慢还原（图7-3-12）。

注意：鼓励小朋友发挥想象力去完成身体动作，要遵循小朋友的身体条件顺其自然地引导其进行练习。

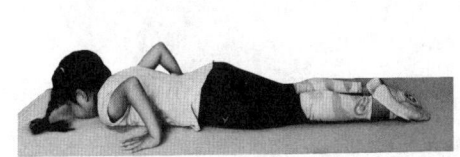 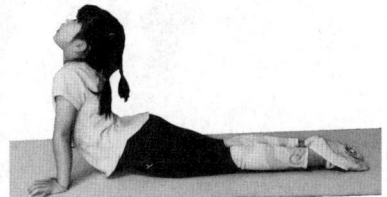

图7-3-12　儿童眼镜蛇式练习

七、模仿骆驼的体态——骆驼式

目的：通过练习，促进小朋友躯干柔韧性的提高，并通过专注于模仿骆驼的驼峰，培养其专注力；通过让小朋友认识动物图片，启发小朋友的想象力，增进其身体动作的体验感。

教法：教师拿出骆驼的图片（图7-3-13）进行提问：谁知道这个动物是什么？它在做什么？引发小朋友的思考；之后进一步提问，谁会模仿骆驼的动作？启发小朋友在观察图片的基础上，结合自己的想象力，尝试进行骆驼式的练习，同时教会其在运动过程中对身体保持关注。在练习完此动作后，留给小朋友进一步的发挥空间。

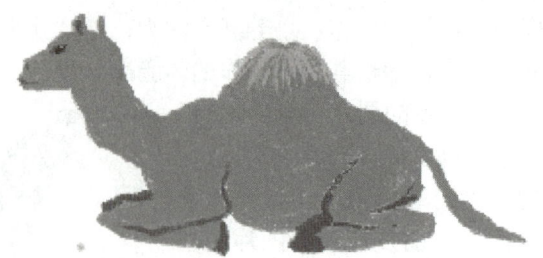

图 7-3-13　骆驼式启发图示

做法：小朋友成两膝跪地姿势，臀部坐在两脚上准备。首先臀部离开脚成跪立姿势，之后头、胸、腰依次慢慢向后下成后弓的姿势，两手分别扶于同侧腿，宛如驼峰。在此姿势上稍停留，再慢慢还原（图 7-3-14）。

注意：当小朋友不敢向后弯腰时，不要强求，可以在老师或他人的保护下尝试着进行。

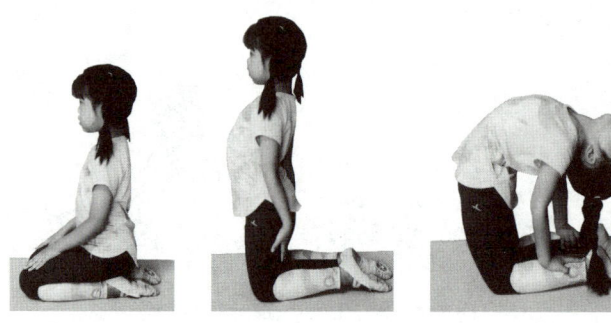

图 7-3-14　儿童骆驼式练习

八、模仿蝴蝶的翅膀——蝴蝶式

目的：通过练习，增进小朋友髋及下肢的伸展性、灵活性。通过专注于模仿蝴蝶翅膀的动作，培养其专注力；通过让小朋友认识动物图片，启发小朋友的想象力，增进其身体动作的体验感。

教法：教师拿出蝴蝶的图片（图 7-3-15）进行提问：谁知道这个动物是什么？它在做什么？引发小朋友的思考；之后进一步提问，谁会模仿它的动作？启发小朋友在观察图片的基

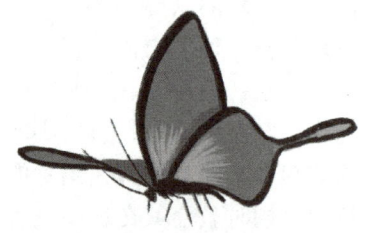

图 7-3-15　蝴蝶式启发图示

础上，结合自己的想象力，进行蝴蝶式练习，同时教会其在运动过程中对身体保持关注。在练习完此动作后，留给小朋友进一步的发挥空间。

做法：小朋友两腿屈膝、脚掌相对坐好，两手合拢抱住脚。由头带动上体进行体前屈的动作，稍做停留，再慢慢还原（图7-3-16）。

注意：鼓励小朋友发挥想象力去完成身体动作，要遵循小朋友的身体条件顺其自然地引导其进行练习。

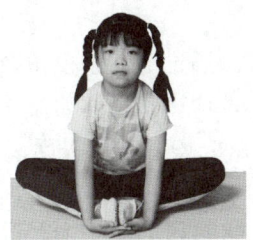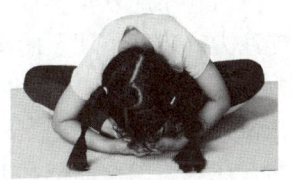

图7-3-16　儿童蝴蝶式练习

九、模仿飞虫的飞翔——飞蛾式

目的：通过练习增进小朋友背侧肌肉力量的发展。通过专注于模仿飞虫飞行的动作，培养其专注力；通过让小朋友认识动物图片，启发小朋友的想象力，增进其身体动作的体验感。

教法：教师拿出飞蛾的图片（图7-3-17）进行提问：谁知道这个动物是什么？它在做什么？引发小朋友的思考；之后进一步提问，谁会模仿它的动作？启发小朋友在观察图片的基础上，结合自己

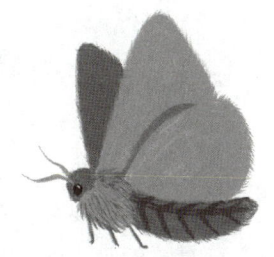

图7-3-17　飞蛾式启发图示

的想象力，进行飞蛾式练习，同时教会其在运动过程中对身体保持关注。在练习完此动作后，留给小朋友进一步的发挥空间。

做法：小朋友俯卧在地，上体及腿部同时向上抬起，宛如飞行中的飞蛾，稍做停留，再慢慢还原（图7-3-18）。

注意：鼓励小朋友发挥想象力去完成身体动作，要遵循小朋友的身体条件顺其自然地引导其进行练习。

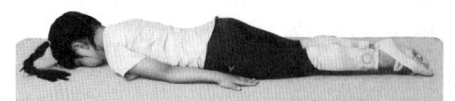
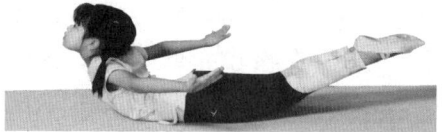

图 7-3-18　儿童飞蛾式练习

十、跟着熊猫宝宝学休息——放松式

目的：通过练习让小朋友学会放松身体。通过专注于模仿熊猫宝宝放松的动作，培养其专注力；启发小朋友的想象力，增进其身体动作的体验感。

教法：教师拿出熊猫宝宝的图片（图 7-3-19）进行提问：谁知道这个动物是什么？它在做什么？引发小朋友的思考；之后进一步提问，谁会模仿它的动作？启发小朋友在观察图片的基础上，结合自己的想象力，进行熊猫宝宝放松式练习，同时教会其在运动过程中对身体保持关注。在练习完此动作后，留给小朋友进一步的发挥空间。

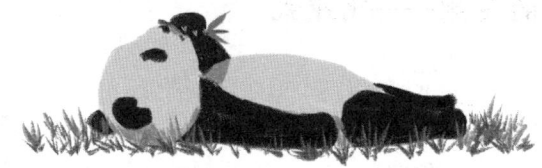

图 7-3-19　放松式启发图示

做法：小朋友卧仰在垫上，进行身体放松练习（图 7-3-20）。

注意：鼓励小朋友发挥想象力去完成身体动作，要遵循小朋友的身体条件顺其自然地引导其进行练习。

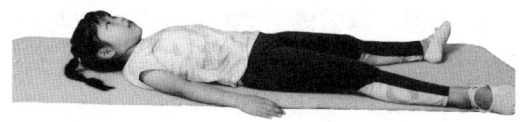

图 7-3-20　儿童放松式练习

第八章

瑜伽锻炼安全提示及范例指导

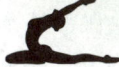

　　瑜伽运动作为促进健康的有效锻炼方式已得到人们的普遍认可，但发挥瑜伽锻炼有效性的前提是做到科学、安全地锻炼。为了确保瑜伽锻炼的安全性，本章就瑜伽锻炼前的安全事项加以提示，并对瑜伽锻炼的热身及放松方式进行介绍，还将有针对性地进行日常瑜伽锻炼的范例指导。

第一节　瑜伽锻炼前安全提示

　　科学运动最基本的要求就是保证运动健身的安全性，在进行瑜伽锻炼前，应熟知以下安全提示并进行一一对照。

一、了解自己的身体状况，选择适宜的锻炼内容

　　了解自身的健康状况、体力状况等。如患有感冒、发烧、心脏病等疾病，在急性发病期不要参加锻炼。对于一些慢性疾病，要向医生咨询后再做决定。
　　体力状况较好者，可选择身体活动量较大的身体姿势练习；而体力状况较差者，应选择适宜的呼吸、冥想练习，还可选择一些简单的拉伸练习。总之要了解自身的身体状况，在此基础上再选择适宜的锻炼内容。切不可忽视自身状况及运动基础而盲目模仿和锻炼。

二、清楚自己的需求，明确适合的锻炼目标

尽管参加瑜伽锻炼的人很多，但每个人的目标并非相同，进行锻炼前，要在了解自身健康状况的基础上，根据自身需求确定锻炼目标，做到有的放矢，以达到预期的锻炼效果。

若希望提高身体柔韧性，应选择瑜伽中适宜的拉伸性练习；若为了减肥塑身，宜选择瑜伽中一些强度较大的力量练习；若为了放松、缓解压力，应选择呼吸、冥想及放松身体的瑜伽练习内容；若单纯为了健身，则可根据自身特点和需求，选择适宜和喜欢的瑜伽练习内容。

总之，瑜伽锻炼不可盲目跟风，特别是跟着他人或视频盲目进行一些难度较大的动作练习，以免造成损伤。

三、选择适合自己的锻炼时间，进行有效锻炼

适合的锻炼时间，应包括适合自己进行瑜伽锻炼的时间段和每次锻炼的时长。如时间段可分为每周进行几天、每天在哪个时间段进行、每次可以进行多长时间的锻炼等。若在有指导者的集体锻炼的环境中，如学校的瑜伽课程、俱乐部的瑜伽锻炼等，可根据指导者的要求，进行统一时间内的瑜伽锻炼。

另外，在不同的时间段进行锻炼，也有不同的注意事项。如有的人喜欢在清晨起床后进行瑜伽锻炼，那就需要在锻炼前注意营养物质的适度补充，避免因身体低血糖而带来的危险；对喜欢晚间进行瑜伽锻炼的人来说，注意不要在睡前两个小时内完成锻炼，晚间锻炼运动负荷也不宜过大，以防引发过度兴奋，从而影响晚间的入睡时间及睡眠质量；对午间进行瑜伽锻炼的人来说，一定注意锻炼时间与饮食时间、饮食量的合理安排。

四、根据可用锻炼场所，选择锻炼内容

不同的锻炼环境适宜锻炼的内容不同，练习者要根据自己可选用的锻炼场所，选择瑜伽锻炼的内容。如只能在办公室环境进行锻炼，选择站姿瑜伽练习较为适宜，如办公环境较为宽松，也可利用办公室的椅子进行瑜伽坐姿的练习；如果在家庭环境中进行瑜伽练习，也要根据练习范围的大小而选择练习内容。如在卧室中，可利用床进行卧姿瑜伽练习，若在客厅中可利用椅子进行坐姿瑜伽练习，也可利用瑜伽垫进行垫上瑜伽练习。若在运动场所进行练习，就可不

受环境约束，根据自身状况及运动能力进行多种瑜伽内容的练习。不论是在办公室还是在家庭环境中练习时，一定要远离有棱角、坚硬的办公桌或家具等。

五、明晰瑜伽锻炼效果，有序进行瑜伽锻炼

瑜伽的姿势练习种类不计其数，初学者往往不知如何进行选择。因此，通过对瑜伽姿势的科学归类，更有利于练习者明晰瑜伽锻炼的作用，从而进行有序的瑜伽锻炼。

瑜伽姿势练习多围绕脊柱进行，主要有脊柱前屈练习、后伸练习、侧屈练习、扭转练习。脊柱运动方式不同，锻炼功效也不同，如躯干前屈练习可使人平静，有助于自省，能锻炼消化系统和生殖系统；躯干后伸练习能使身体伸展，使人活跃且情绪高涨，可锻炼消化系统、呼吸系统和循环系统，平衡胸腺、肾上腺和甲状腺；躯干侧屈练习能使人活跃，使身体协调；躯干扭转练习能有效地锻炼腰部以上的脊柱，温柔地按摩腹部区域的内脏，并促进血液循环以滋养这些器官。脊柱扭曲能使中枢神经系统焕发活力，还可以使微妙的瑜伽脉轮系统充满活力。倒置姿势的瑜伽练习对人体有恢复作用，能使人心情愉悦，消除身心紧张，还可以平衡松果体、垂体和甲状腺等。总之，进行瑜伽各种练习前，要明晰瑜伽锻炼的种类及锻炼功效，从而选择适合自己的瑜伽锻炼内容。

呼吸练习是瑜伽锻炼中的重要部分，练习瑜伽的基础是呼吸练习，在进行瑜伽呼吸练习前有必要了解其锻炼的科学性和有序性。瑜伽的呼吸练习包含基础性呼吸练习和具有较高技巧的调息练习。对初学者或一般锻炼者而言，应从基础性呼吸练习开始。另外，还要明晰在瑜伽的基础呼吸中又有静态呼吸和动态呼吸的方法，静态呼吸是基础，动态呼吸是在身体练习过程中配合动作的呼吸方法。所以，初学者应首先进行静态的呼吸练习，然后再逐渐过渡到与动作相结合的呼吸练习，从而使瑜伽锻炼科学、有序地进行。

第二节　瑜伽热身及放松方法

一、瑜伽热身方法

热身练习可以提高肌肉温度，克服肌肉组织的黏滞性，预防运动损伤的发

生。瑜伽的热身练习一般从活动人体末端环节的练习开始，如腕、踝的练习，还有颈、肩的练习。下面就对常见的热身练习加以介绍。

（一）头颈练习（图 8-2-1）

（1）慢慢低头，让下颌尽量靠近胸部，感觉颈前部肌肉、韧带受到挤压，颈后部肌肉、韧带得到拉伸，之后还原，再慢慢抬头、后仰，感觉颈后部肌肉、韧带受到挤压，颈前部肌肉、韧带得到拉伸。

（2）头颈尽量向左（或右）侧屈，左耳（或右耳）尽量贴近左肩（或右肩），感受一侧肌肉、韧带的挤压及另一侧肌肉、韧带的拉伸。

（3）颈部保持直立，头垂直向左、右转，感受颈椎肌肉的扭转与牵拉。

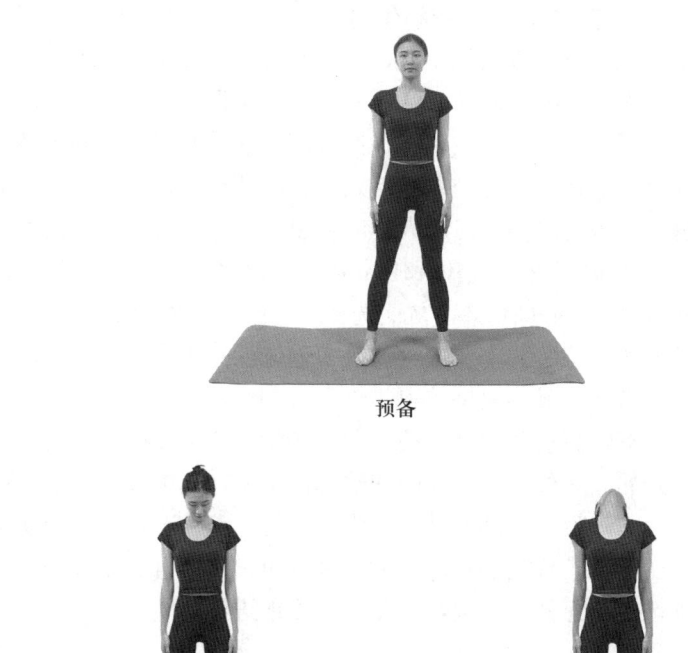

预备

(1)

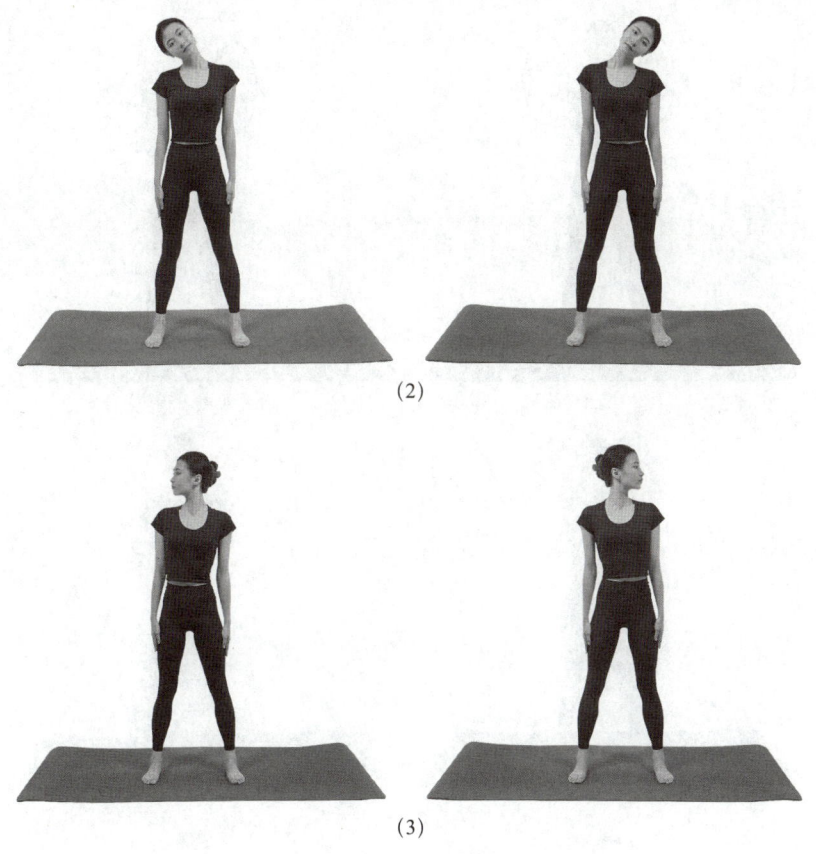

(2)

(3)

图 8-2-1　头颈练习

热身—头颈练习视频

（二）肩部旋转练习（图 8-2-2）

（1）两臂屈，手指触肩峰，向前慢慢绕环，再向后慢慢绕环。

（2）两肘向上抬起，两手在颈后交叉，停留，两肘再向下。

（3）两肘向前，之后再向后。

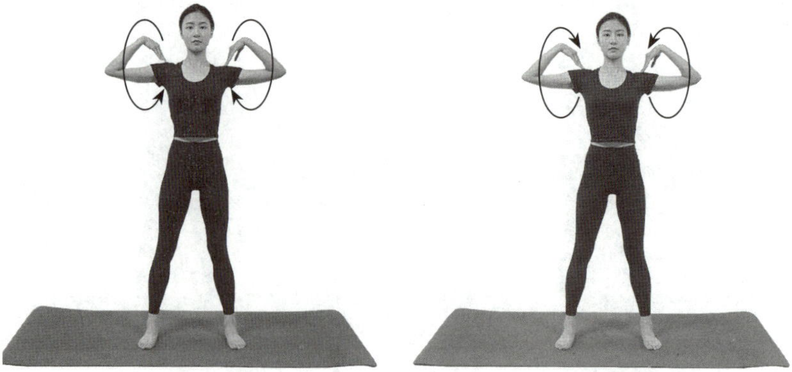

(1)

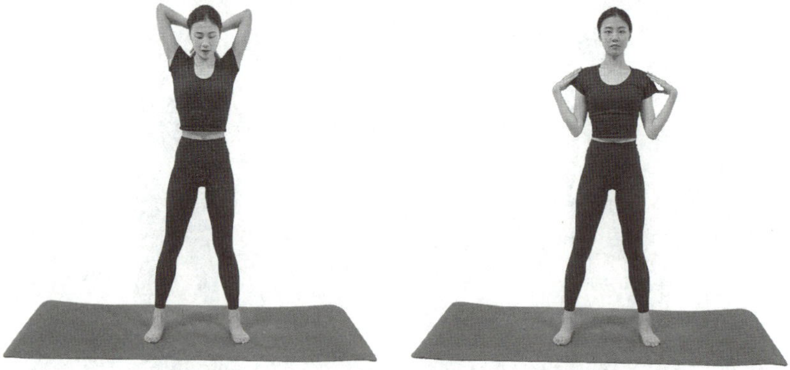

(2)

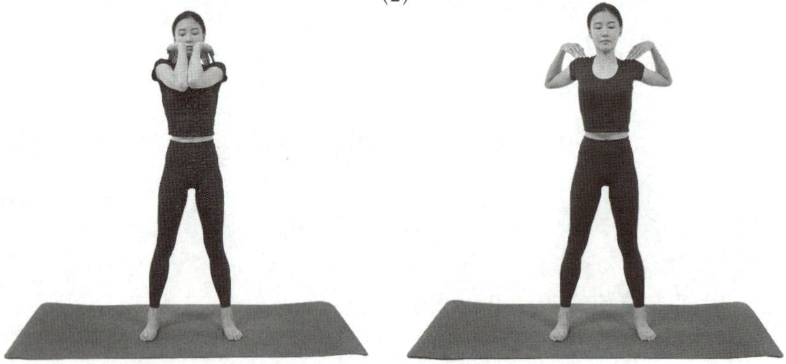

(3)

图 8-2-2 肩部旋转练习

热身—肩部旋转练习视频

(三)踝部练习

(1)坐姿,两腿伸直,先用力绷脚,再用力勾脚(图8-2-3)。

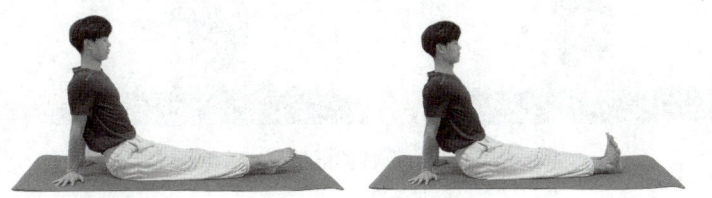

图 8-2-3　踝部练习 1

(2)两脚踝由内向外绕环,再由外向内绕环(图8-2-4)。

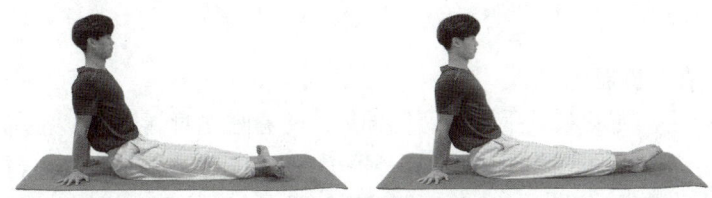

图 8-2-4　踝部练习 2

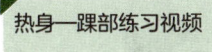
热身—踝部练习视频

(四)脊柱伸展练习

坐姿准备,两手在腹前十指交叉,随着吸气的同时手臂由下至上翻腕上伸,在此姿势上停留,自然呼吸,随着呼气手臂自然下落。此练习可进行3~4次。练习幅度要由小到大逐渐增加(图8-2-5)。

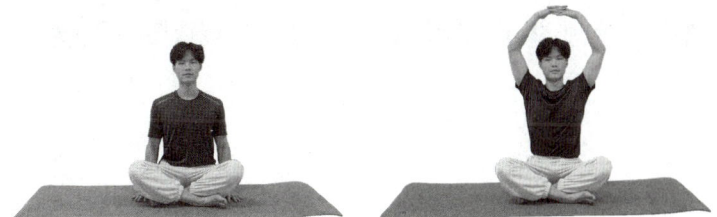

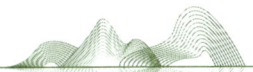

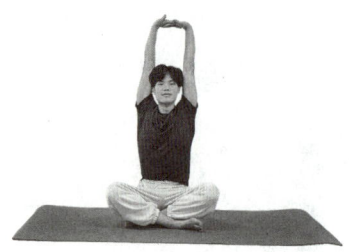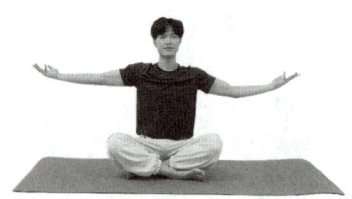

图 8-2-5　脊柱伸展练习

热身—脊柱伸展练习视频

（五）脊柱侧屈练习

坐姿准备，随着吸气手臂向两侧伸展，随着呼气身体侧屈，屈向一侧手轻轻扶地，另一手臂随之侧伸。在此姿势停留，自然呼吸，之后还原。再进行另一侧的练习。此练习可进行 4~6 次。练习幅度要由小到大逐渐增加（图 8-2-6）。

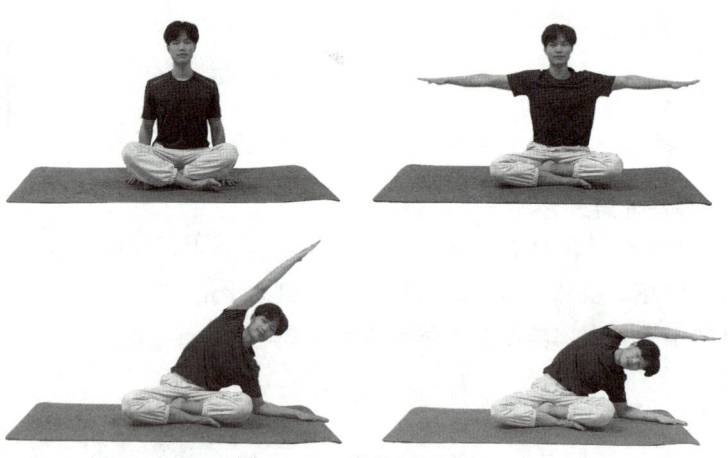

图 8-2-6　脊柱侧屈练习

热身—脊柱侧屈练习视频

（六）脊柱扭转练习

坐姿准备，随着吸气手臂向两侧伸展，随着呼气身体沿垂直轴向一侧扭转，扭转一侧手背随之置于腰部，另一侧手心随之扶扭转一侧肩部。在此姿势停留，自然呼吸，之后还原。再进行另一侧的练习。此练习可进行4~6次。练习幅度要由小到大逐渐增加（图8-2-7）。

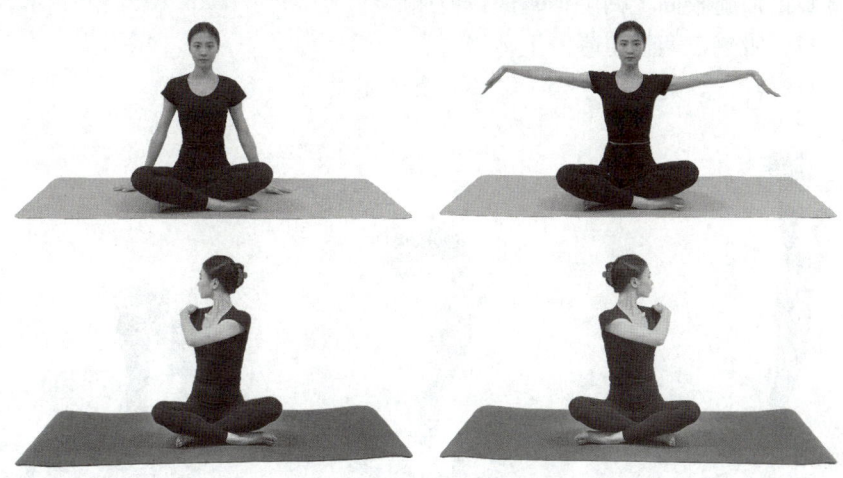

图8-2-7　脊柱扭转练习

热身—脊柱扭转练习视频

（七）瑜伽热身套路介绍——拜日式

拜日式又叫向太阳致敬式，它是经典的瑜伽姿势循环练习方法，也是最好的热身运动。拜日式练习可唤醒身体，使身体精力充沛，同时也能有效伸展、调理整个身体和脊椎。具体做法如下（图8-2-8）：

（1）双腿并拢直立，脊柱伸直，双手胸前合十。

（2）吸气，两臂向上伸展，举过头顶，身体稍后弓，手臂随之后举，掌心相对，两臂靠近耳朵，抬头看手指方向。

（3）呼气，手臂向前向下伸出，上体同时前屈，两手扶地（或抱腿）。

（4）吸气，一腿后撤，成倒新月式。

（5）另一腿后撤，成猫式。

（6）从屈臂抬头，逐渐过渡到蛇击式。

（7）吸气，由头开始上体逐渐抬起成眼镜蛇式。

（8）屏气，两脚前脚掌支撑，身体伸展俯撑成上犬式。

（9）呼气，手臂支撑后推，臀部向上，两腿伸直成下犬式。

（10）吸气，一腿向前跨，屈膝支撑，另一腿后伸，上体抬起，成新月式。

（11）后腿收回，两腿伸直成体前屈姿势。

（12）吸气，两臂上举，上体抬起。

（13）呼气，返回双手合十姿势，身体还原。

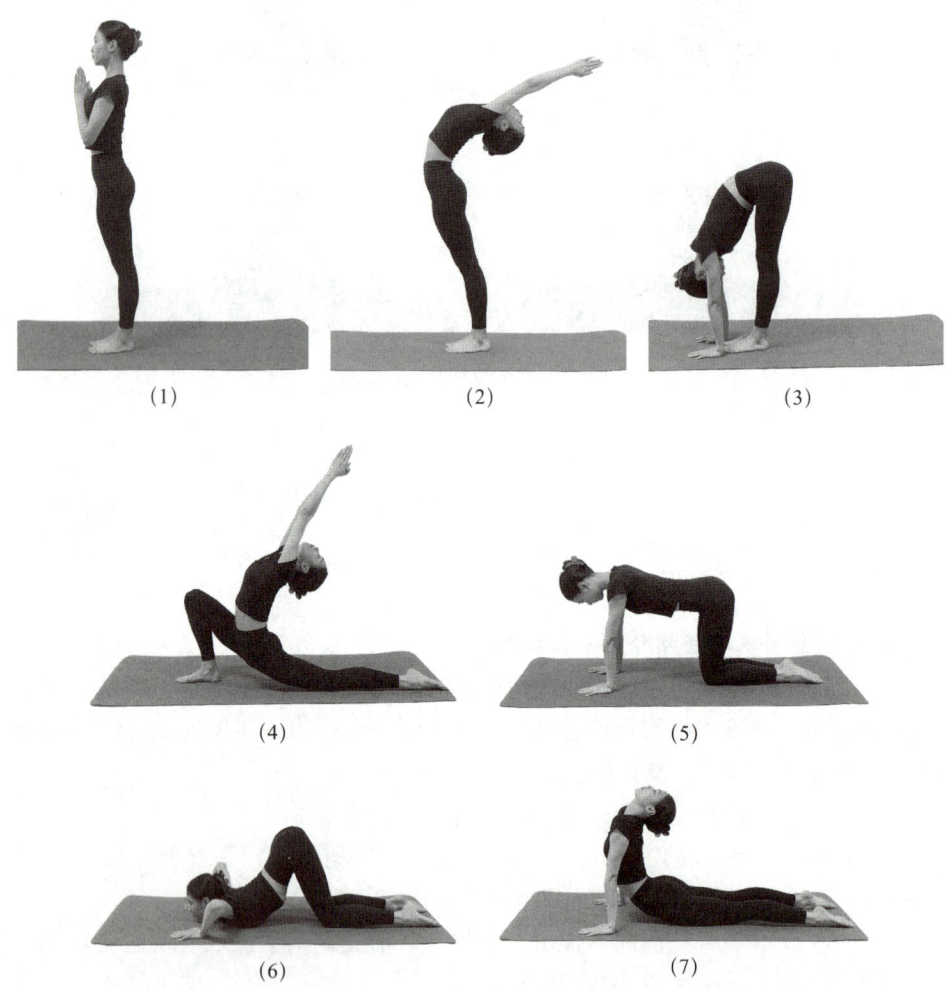

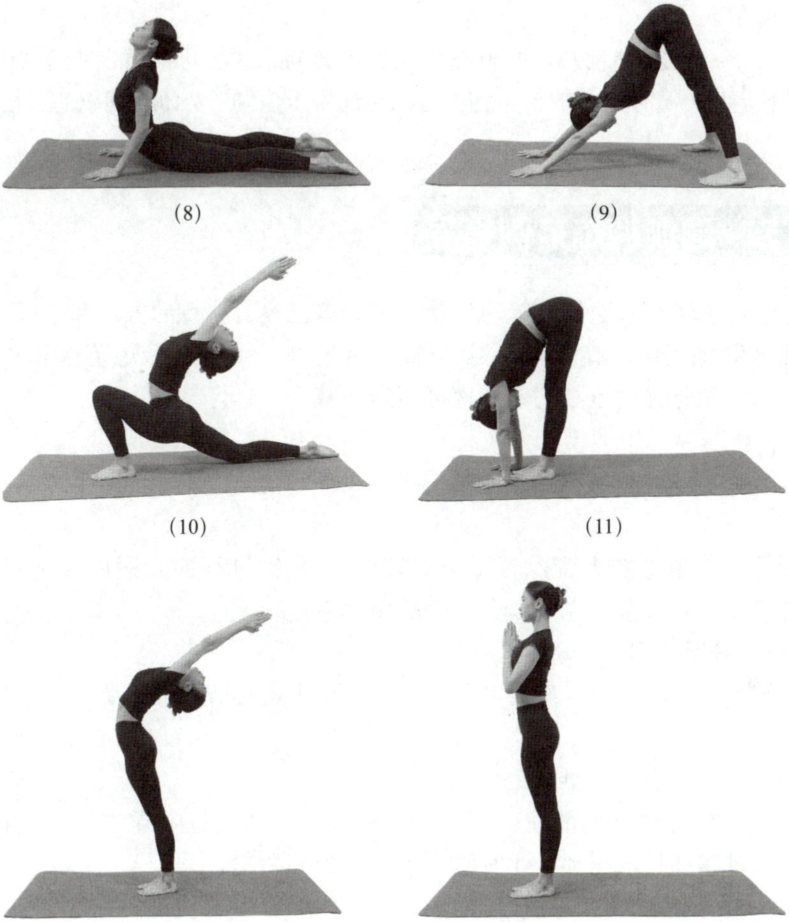

(8) (9)

(10) (11)

(12) 还原

图 8-2-8 拜日式练习

热身—拜日式练习视频

二、瑜伽放松方法

方法一：仰卧，双腿伸直稍分开，双臂在体侧，掌心向上，身体充分放松。先进行呼吸练习，可发声也可不发声，然后在意念的引导下依次放松身体的各个部位。

方法二：跪姿体前屈，两臂在体侧，手背向下（也可两臂前伸掌心向下），额头轻轻着地，身体充分放松。这一方法也适用于瑜伽姿势练习间歇的放松练习。

第三节　瑜伽锻炼范例指导

为了便于学习者更好地练习，使之成为自己终身锻炼的方法和手段，在此介绍瑜伽锻炼范例，其中包括 10 分钟锻炼范例、30 分钟锻炼范例和 60 分钟锻炼范例。在此时间范围基础上也可适当增减。

一、10 分钟瑜伽锻炼范例指导

对于工作繁忙的人士，若每天能抽出 10 分钟进行瑜伽锻炼也是有益的。锻炼既可以在办公室，也可以在出差的旅途中进行。

（一）呼吸练习（3 分钟）

找一个安全的空地，站姿准备，在此基础上进行腹式呼吸练习。具体方法步骤如下：

（1）两脚开立做好准备。

（2）吸气时感觉到清凉的空气进入鼻腔，气体通过喉咙进出于气管和支气管，通过胸部吸入腹部，此时膈肌下移，腹部隆起。

（3）呼气时，最大限度地收腹，气体再沿着原通道即肺、气管、喉咙、鼻腔排出。

（4）循环往复，保持每次呼吸节奏一致，并细心体会腹部的一起一落，用意念引导呼吸的全过程（图 8-3-1）。

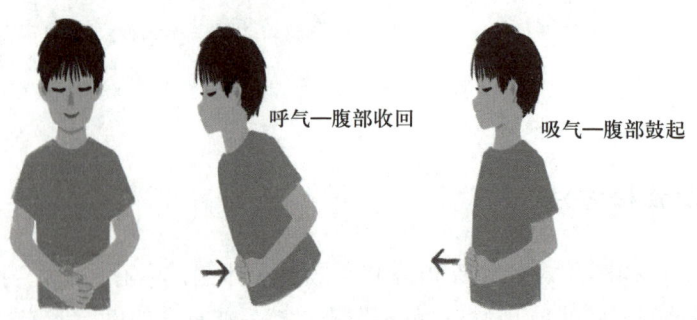

图 8-3-1　腹式呼吸练习

（5）重复以上步骤反复练习 3 分钟左右。

（二）身体姿势练习（7 分钟）

1. 身体伸展性练习

采用站姿准备，手臂向上伸展，同时配合吸气，手臂向下时，配合呼气（图 8-3-2）。

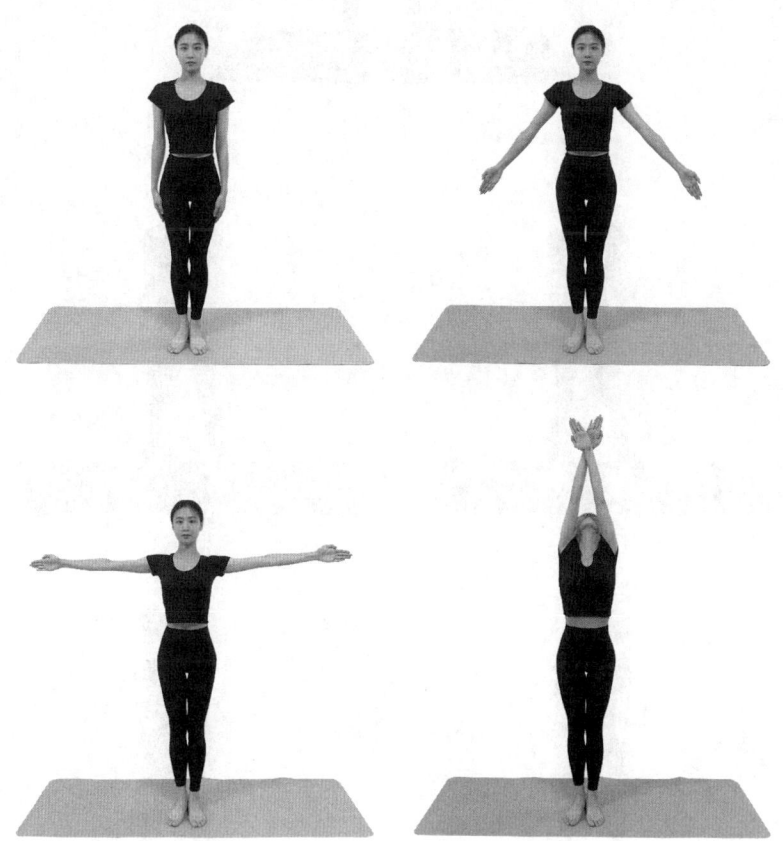

图 8-3-2　身体伸展性练习

2. 颈部伸展性练习（图 8-3-3）

具体做法同瑜伽热身方法中的头颈练习。

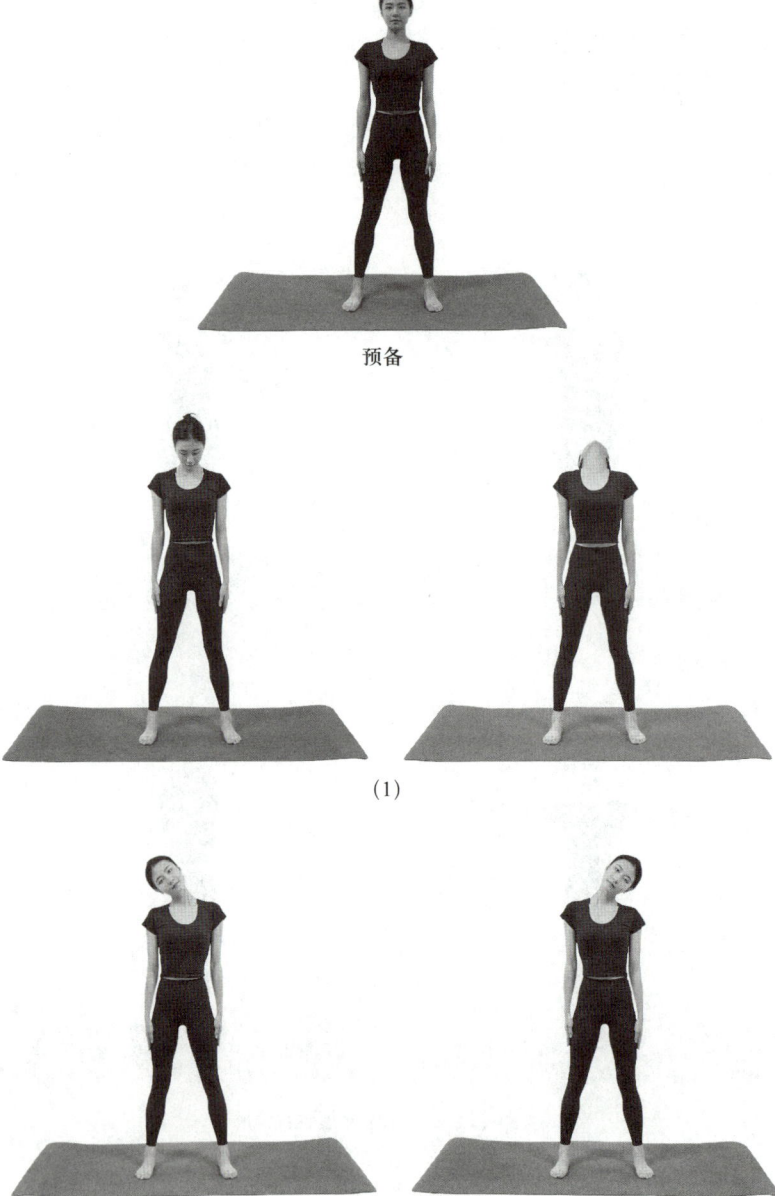

预备

(1)

(2)

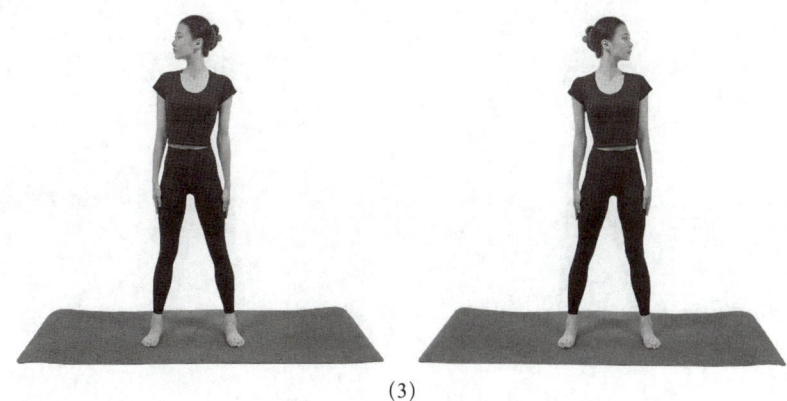

(3)

图 8-3-3　颈部伸展性练习

3. 肩部练习（图 8-3-4）

具体做法同瑜伽热身方法中的肩部旋转练习。

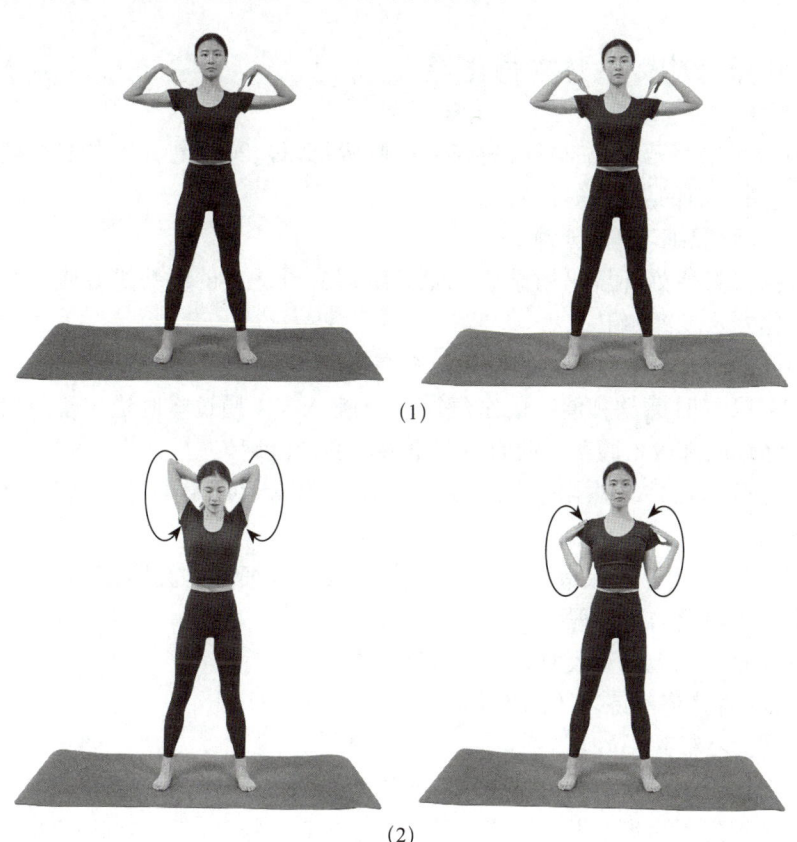

(1)

(2)

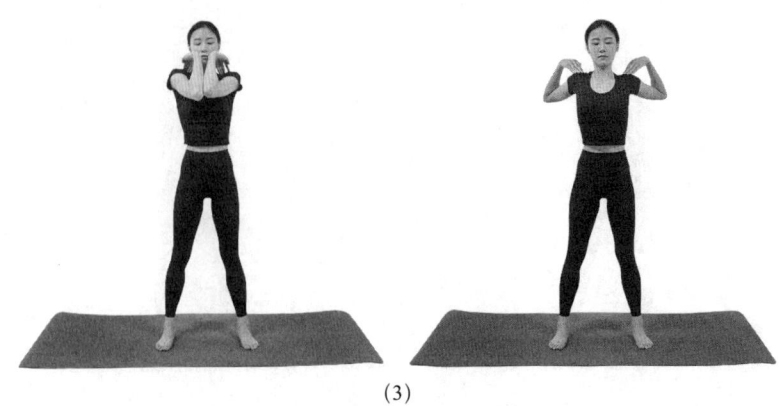

(3)

图 8-3-4　肩部练习

通过上述 10 分钟由呼吸练习开始到脊柱、颈、肩的伸展练习，可促进身体的血液循环，缓解因久坐而产生的身体疲劳。

二、30 分钟瑜伽锻炼范例指导

30 分钟锻炼范例包括 5 分钟左右的呼吸练习，20 分钟左右的身体姿势练习，5 分钟左右的放松练习。

（一）呼吸练习（5 分钟）

根据自身所处环境采用站姿或坐姿练习。以适宜的姿势进行腹式呼吸练习。具体方法步骤如下：

（1）两脚开立或以舒适的坐姿做好准备。

（2）吸气时感觉到清凉的空气进入鼻腔，气体通过喉咙进出于气管和支气管，通过胸部吸入腹部，此时膈肌下移，腹部隆起。

（3）呼气时，最大限度地收腹，气体再沿着原通道即肺、气管、喉咙、鼻腔排出。

（4）循环往复，保持每次呼吸节奏一致，并细心体会腹部的一起一落，用意念引导呼吸的全过程（图 8-3-5）。

（5）重复以上步骤反复练习 5 分钟左右。

（二）身体姿势练习（20 分钟）

1. 热身练习

热身练习由手臂、颈、肩、踝、膝等部位的有序伸展练习组成。其中，通过手臂由小到大逐步上举与回落，带动脊柱的有序拉伸，再通过由末端环节开始的逐步运动，使人体逐渐进入运动状态。

（1）手臂伸展练习（图 8-3-6）

做法同 10 分钟瑜伽锻炼身体伸展性练习。

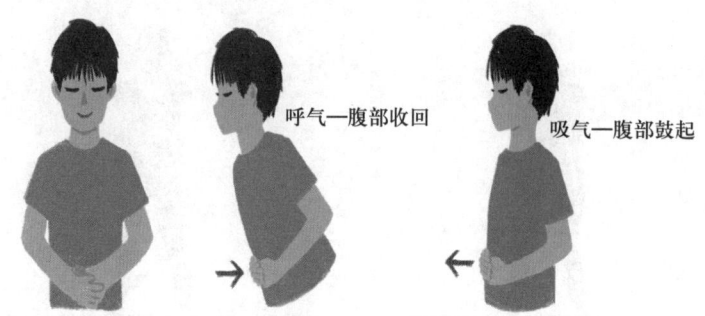

图 8-3-5　腹式呼吸练习

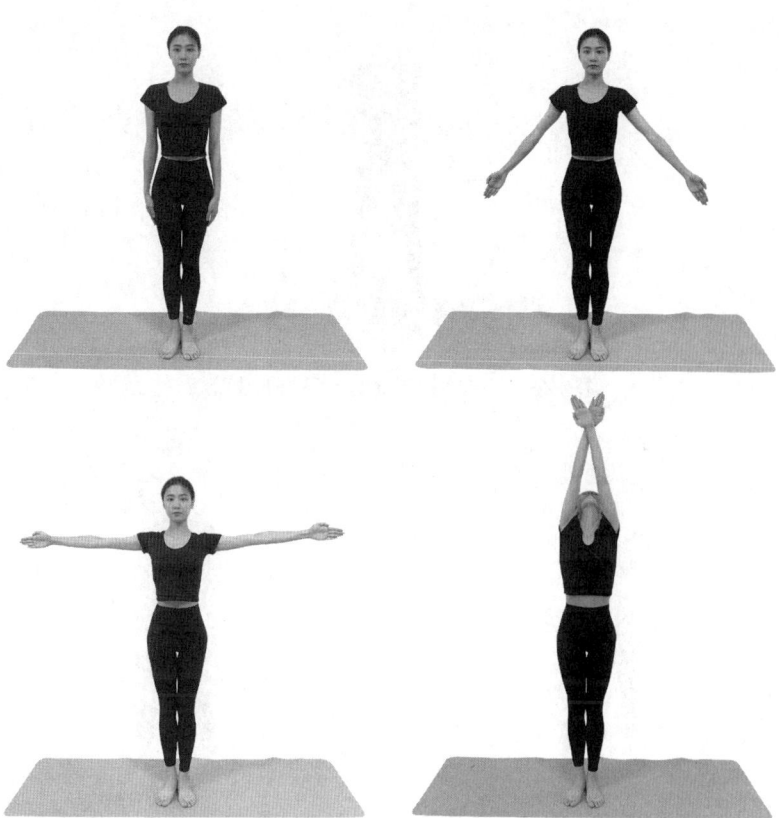

图 8-3-6　手臂伸展练习

第三节　瑜伽锻炼范例指导

（2）颈部练习

颈部练习包括沿着额状轴的抬头与低头练习（图8-3-7），沿着矢状轴的左、右头侧屈练习（图8-3-8），沿着垂直轴的左、右扭转练习（图8-3-9）。

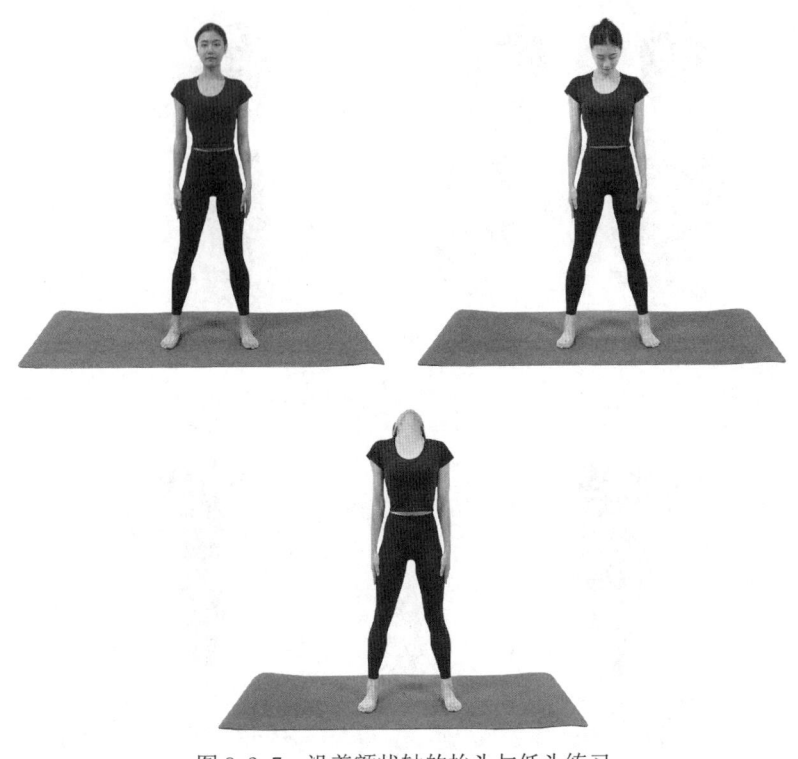

图8-3-7　沿着额状轴的抬头与低头练习

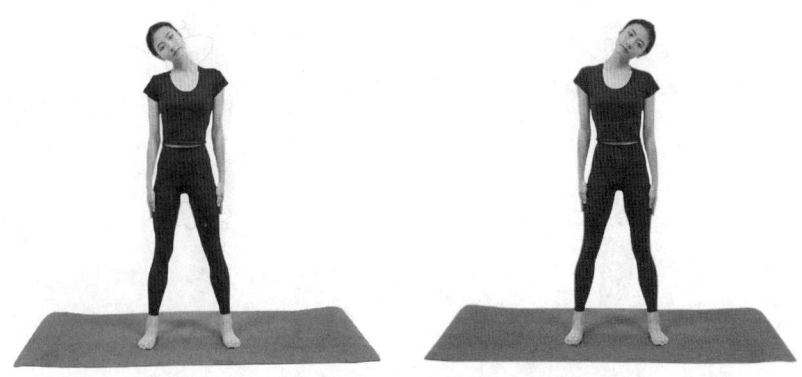

图8-3-8　沿着矢状轴的左、右头侧屈练习

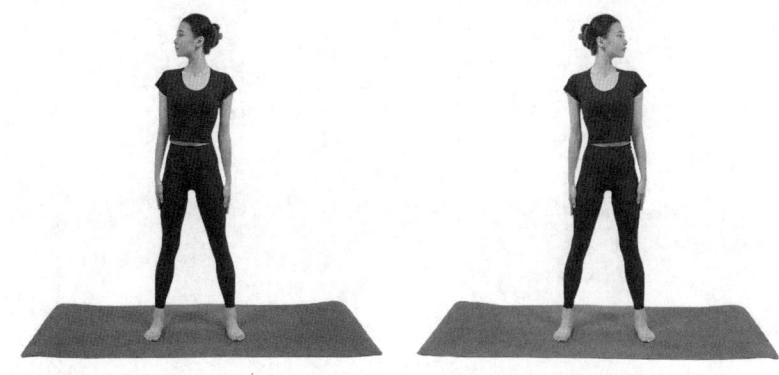

图 8-3-9　沿着垂直轴的左、右扭转练习

（3）肩部练习

肩部练习包括肩部的绕动练习（图 8-3-10），肩部的提、落练习（图 8-3-11），肩部的收、展练习（图 8-3-12）。

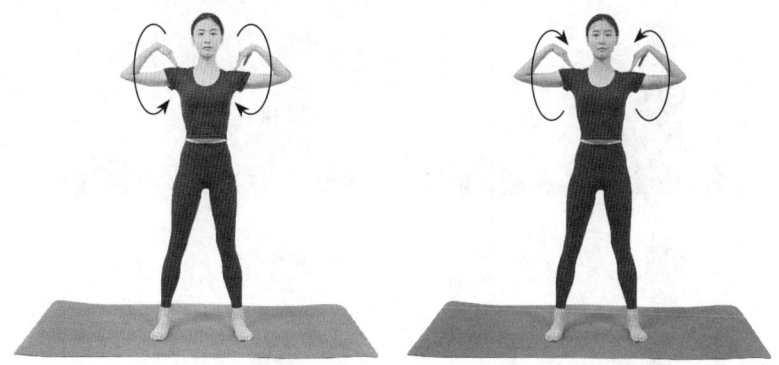

图 8-3-10　肩部的绕动练习

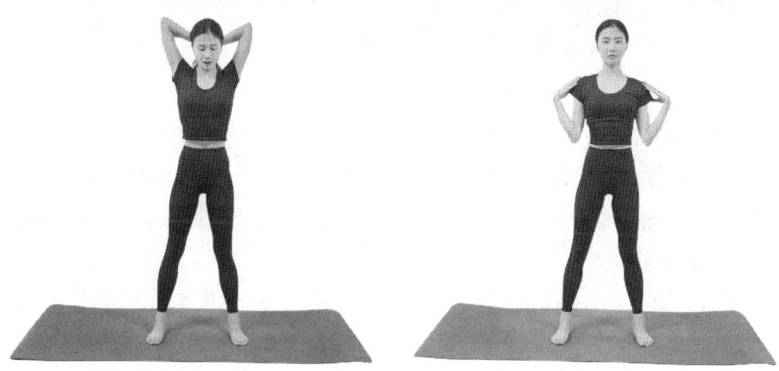

图 8-3-11　肩部的提、落练习

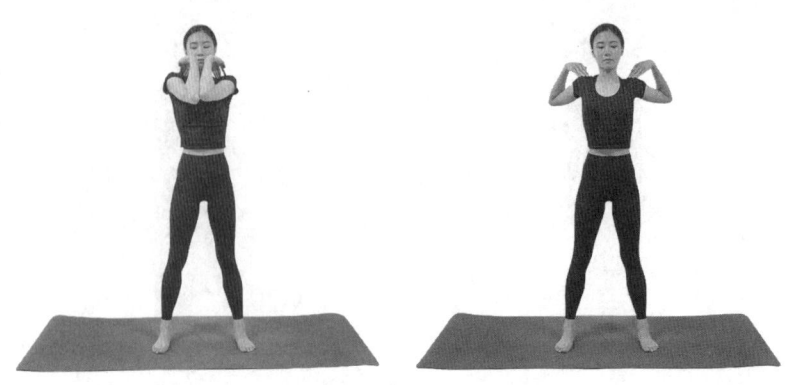

图 8-3-12　肩部的收、展练习

（4）脚踝练习（图 8-3-13）

做法同瑜伽热身方法中的踝部练习。

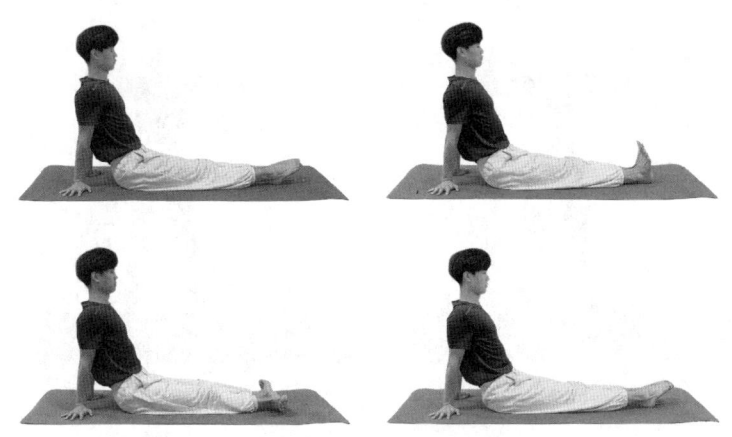

图 8-3-13　脚踝练习

2. 脊柱前屈练习

进行脊柱前屈练习时可根据不同的准备姿势，选择不同的锻炼内容，站姿可选择直角式（图 8-3-14），坐姿可选择单腿交换伸展式（图 8-3-15）。

3. 脊柱侧屈练习

脊柱侧屈练习，站姿可选择单臂风吹树式（图 8-3-16），坐姿可选择坐位体侧屈（图 8-3-17）。

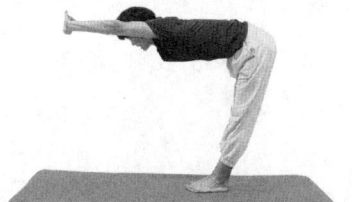 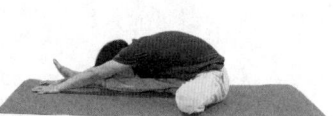

图 8-3-14　直角式　　　图 8-3-15　单腿交换伸展式

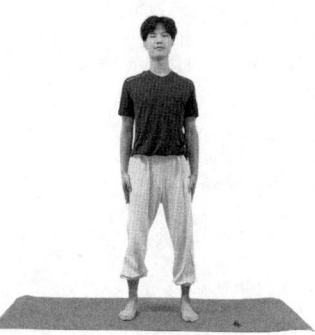 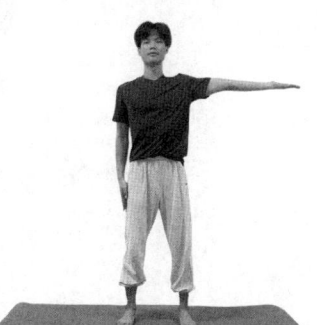

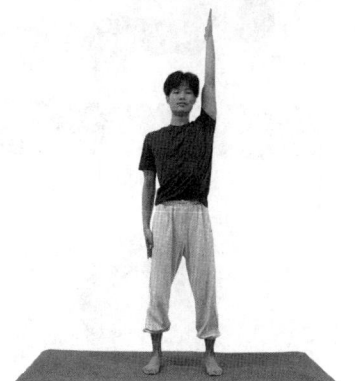 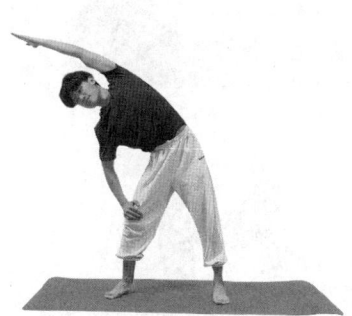

图 8-3-16　单臂风吹树式

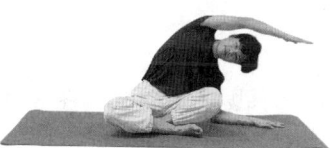

图 8-3-17　坐位体侧屈

4. 脊柱伸展练习

脊柱伸展练习，站姿可选择站立后弓式（图8-3-18），跪姿可选择猫伸展式（图8-3-19）。

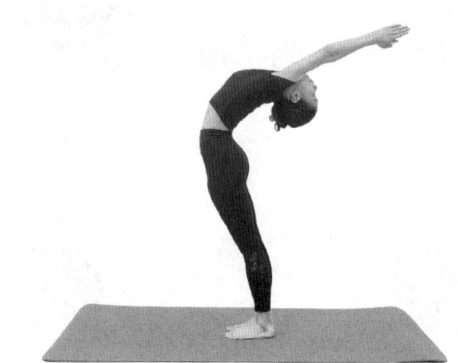

图 8-3-18　站立后弓式

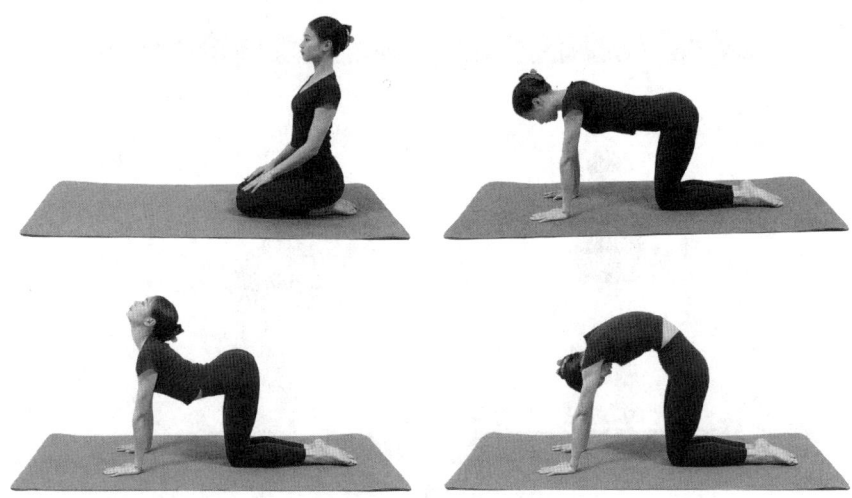

图 8-3-19　猫伸展式

5. 脊柱扭转练习

脊柱扭转练习，站姿可选择腰躯扭转式（图8-3-20），坐姿可选择脊柱扭转式（图8-3-21）。

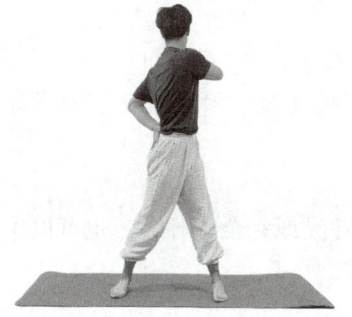
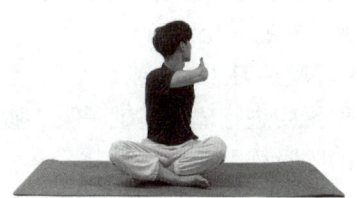

图 8-3-20　腰躯扭转式　　　　图 8-3-21　脊柱扭转式

6. 倒置姿势练习

倒置姿势可选择卧姿举腿练习（图 8-3-22）。

7. 平衡姿势练习

平衡姿势可选择树式练习（图 8-3-23）。

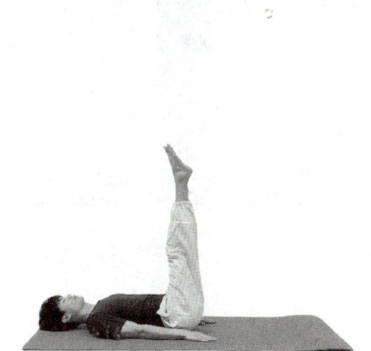
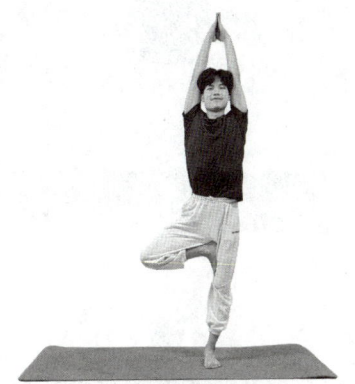

图 8-3-22　卧姿举腿练习　　　　图 8-3-23　树式练习

（三）放松练习（5 分钟）

放松练习可以调节中枢神经系统活动、放松紧张痉挛的肌肉群。由于肌肉张力常受意识的影响，因此在瑜伽放松时应运用暗示，通过语音引导，意念集中在身体的某一部位，感受身体的松弛。瑜伽放松一般采用仰卧姿势，通过呼吸调节、意念引导及冥想进行练习。

三、60分钟瑜伽锻炼范例指导

60分钟锻炼范例包括5分钟左右的呼吸练习，50分钟左右的身体姿势练习，5分钟左右的放松练习。

（一）呼吸练习（5分钟）

可采用坐姿进行瑜伽基础呼吸、腹式呼吸或完全式呼吸，也可以进行配合身体姿势的呼吸练习。

（二）身体姿势练习（50分钟）

1. 热身练习（5分钟）

热身练习包括身体伸展性练习（图8-3-24、图8-3-25），颈、肩、踝等重点部位练习（图8-3-26至图8-3-32）。

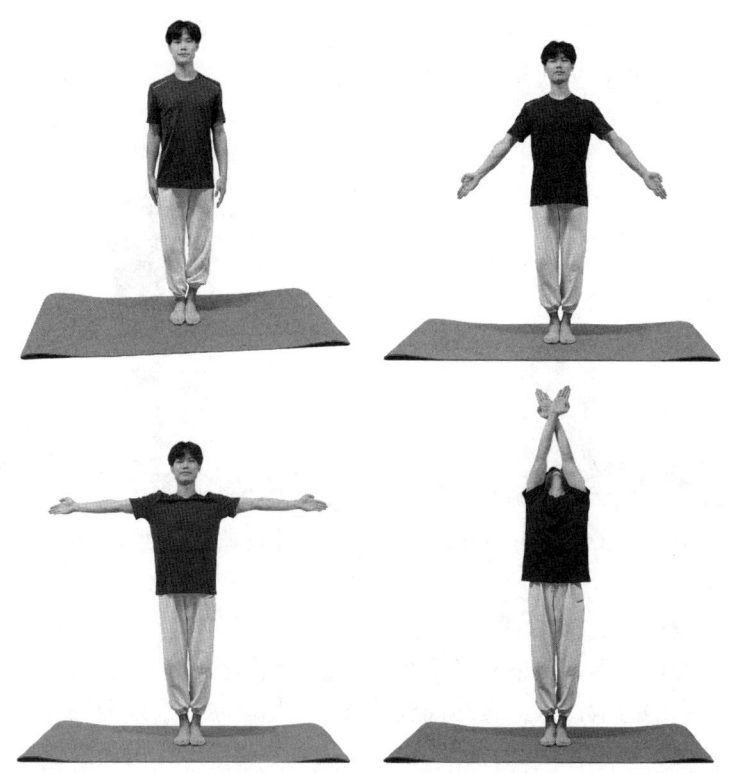

图8-3-24　身体伸展性练习1

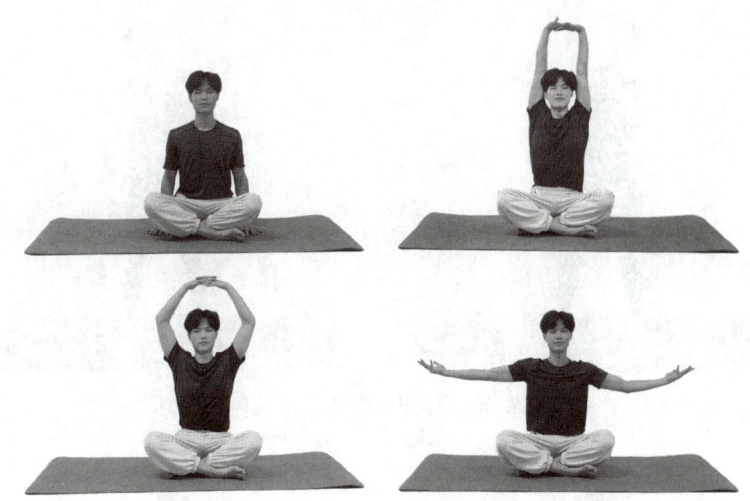

图 8-3-25　身体伸展性练习 2

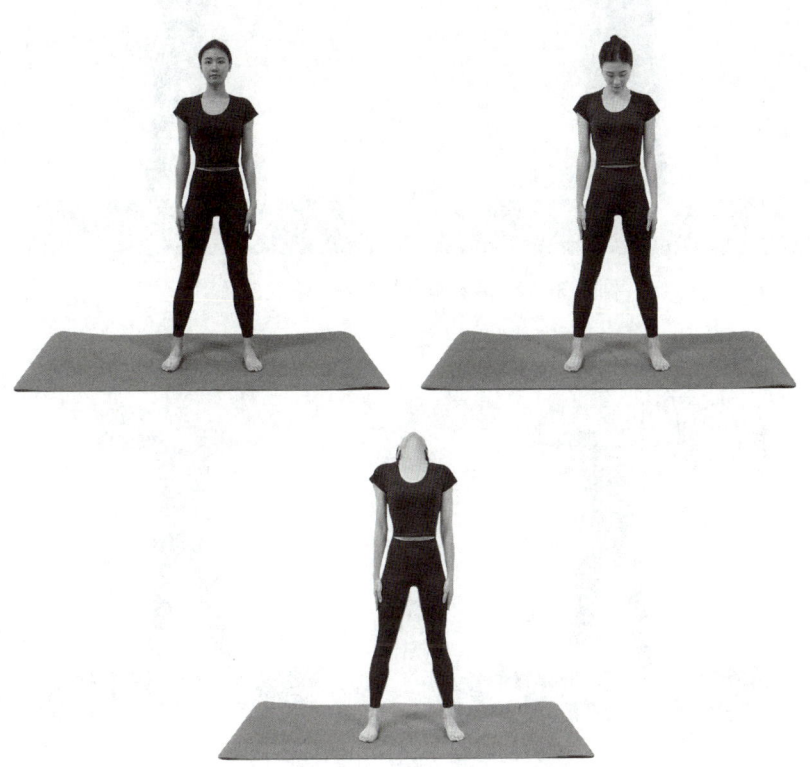

图 8-3-26　沿着额状轴的抬头与低头练习

第三节　瑜伽锻炼范例指导

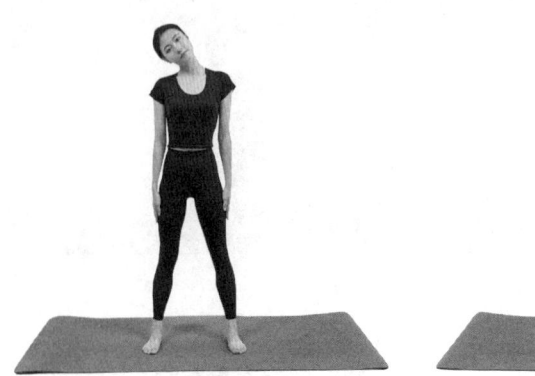
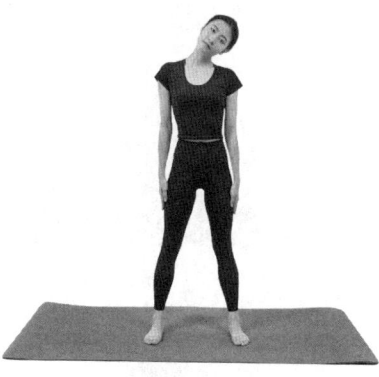

图 8-3-27　沿着矢状轴的左、右头侧屈练习

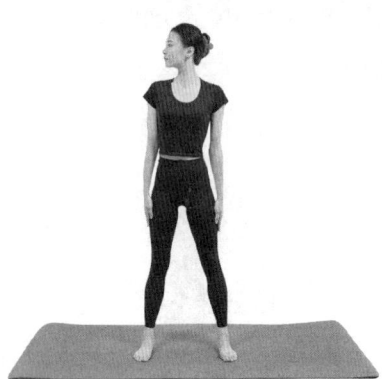
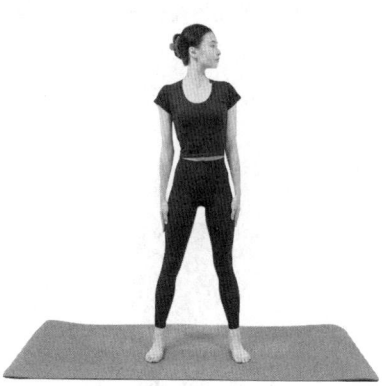

图 8-3-28　沿着垂直轴的左、右扭转练习

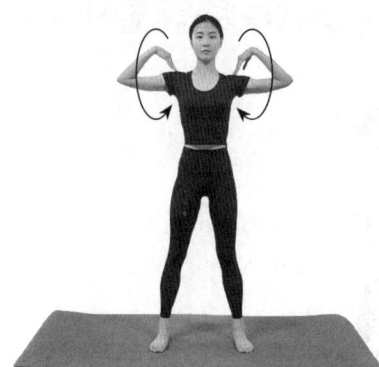
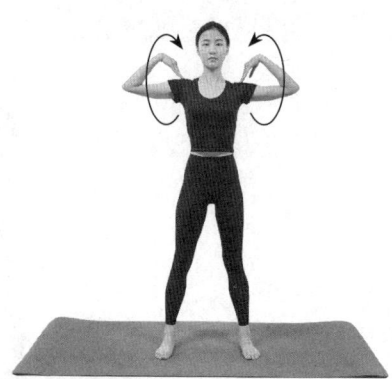

图 8-3-29　肩部的绕动练习

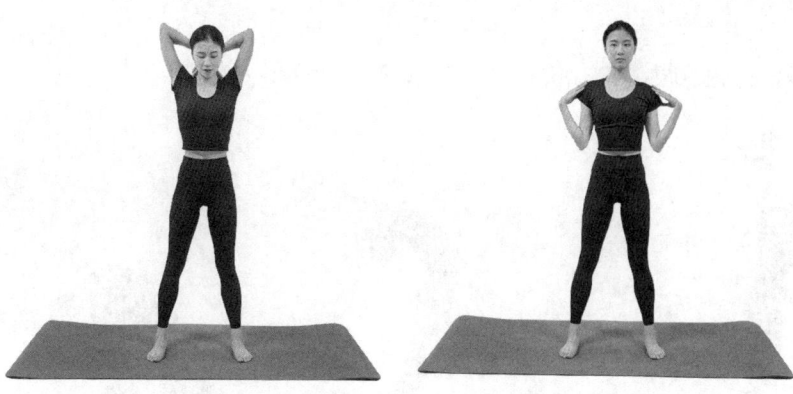

图 8-3-30　肩部的提、落练习

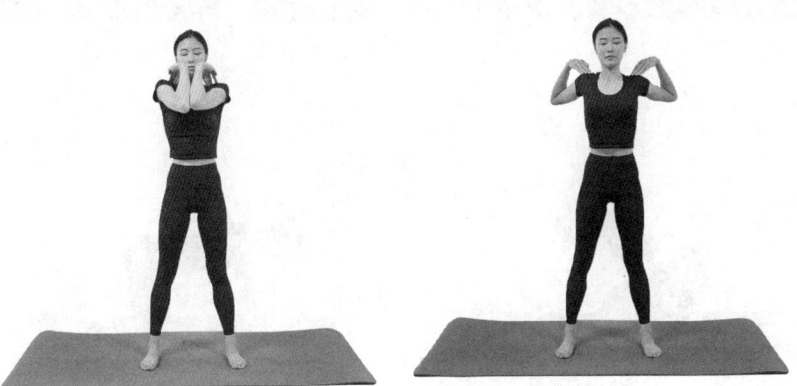

图 8-3-31　肩部的收、展练习

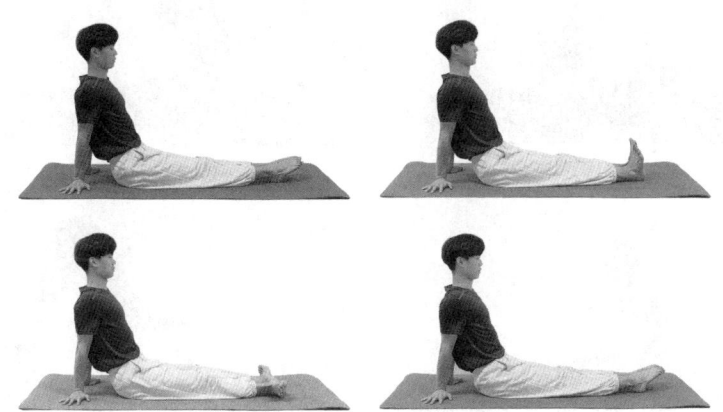

图 8-3-32　脚踝练习

第三节　瑜伽锻炼范例指导

2. 拜日式连续练习（5分钟）

做法同瑜伽热身套路介绍——拜日式（图8-3-33）。

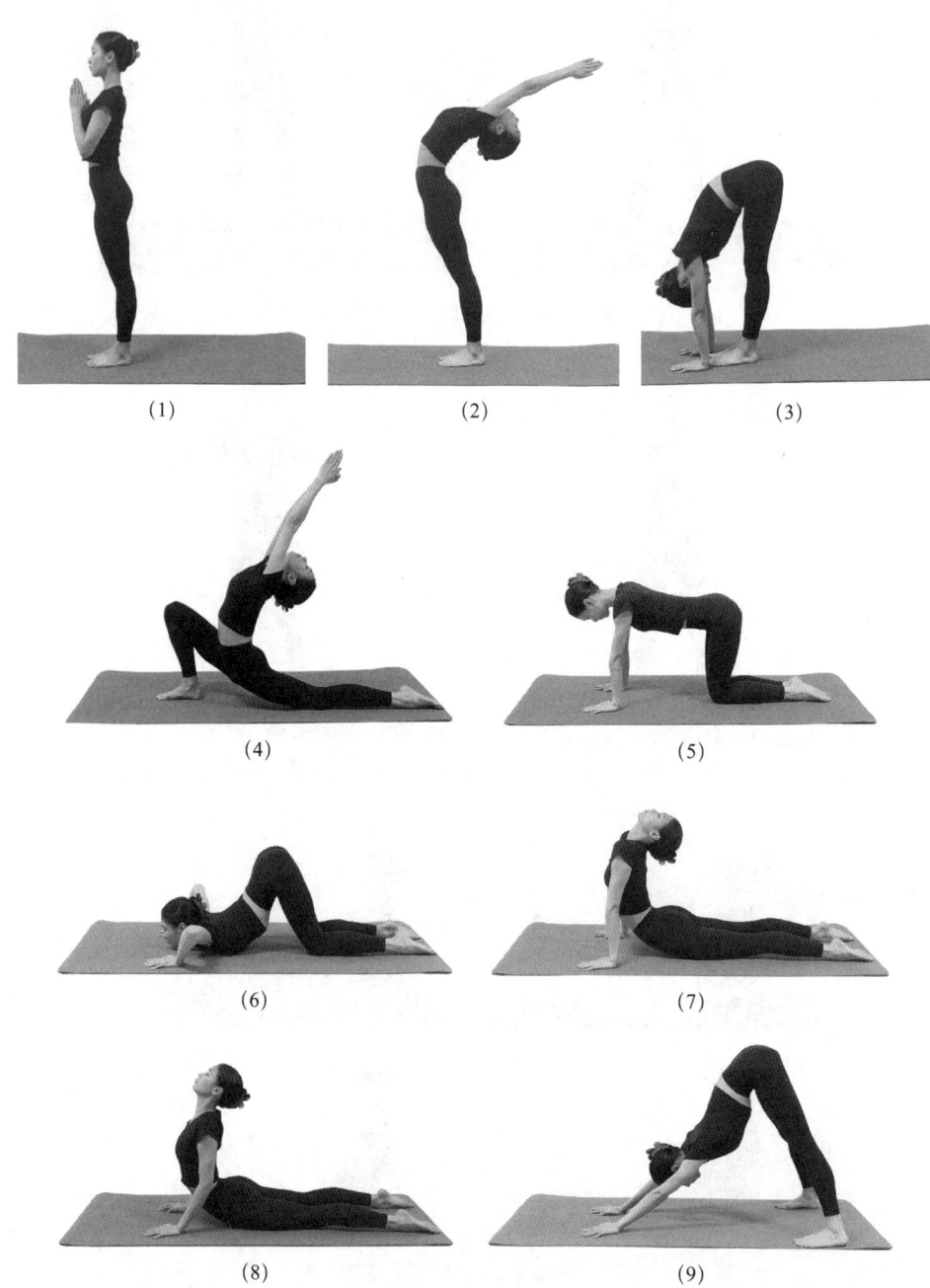

(1)   (2)   (3)

(4)   (5)

(6)   (7)

(8)   (9)

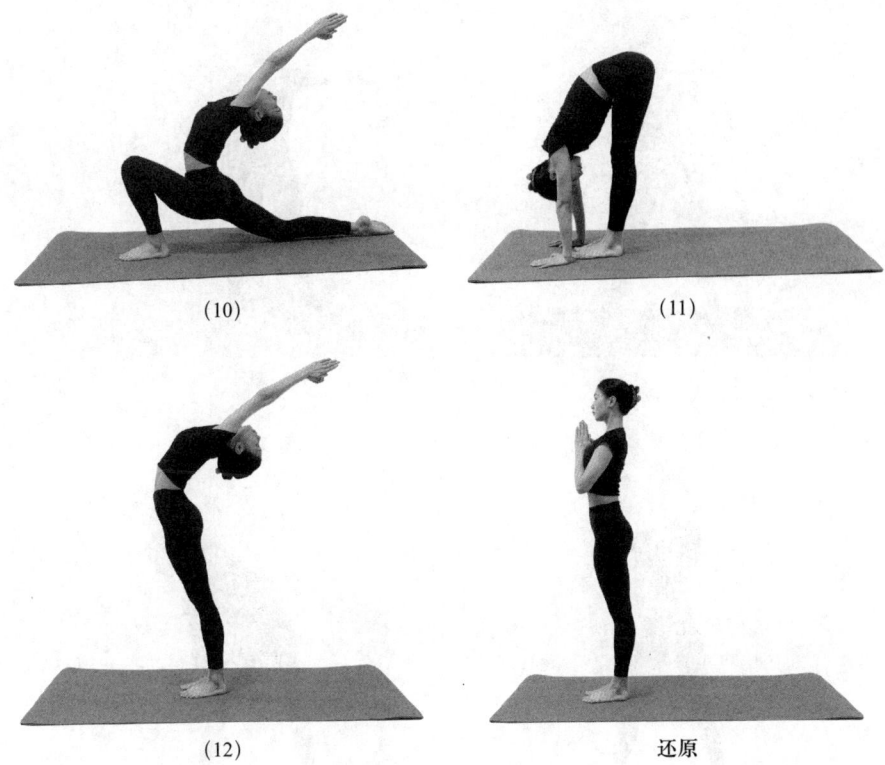

图 8-3-33 拜日式练习

3. 站姿瑜伽练习（10分钟）

（1）脊柱前屈练习：可选择直角式（图 8-3-34）。

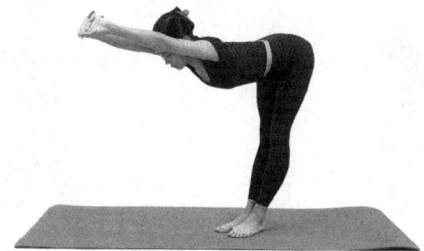

图 8-3-34 直角式

（2）脊柱侧屈练习：可选择单臂风吹树式（图 8-3-35）或三角伸展式（图 8-3-36）。

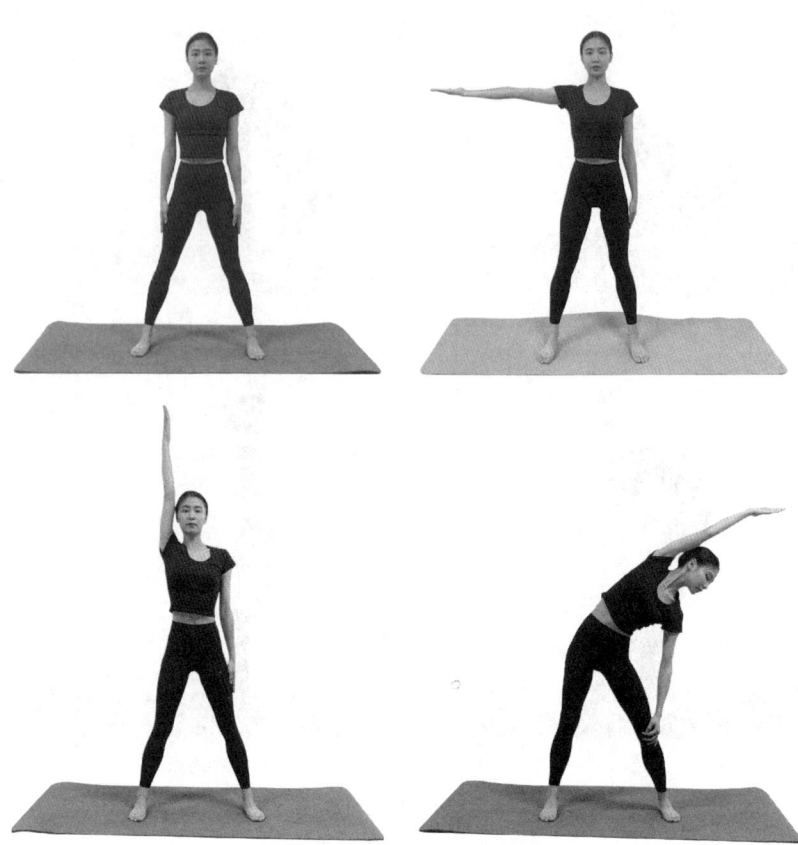

图 8-3-35 单臂风吹树式

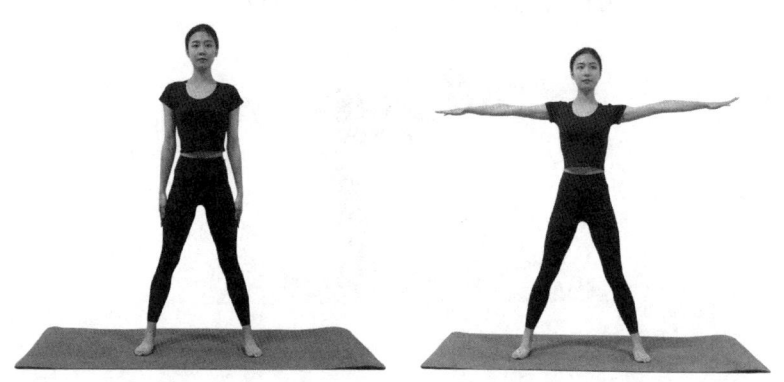

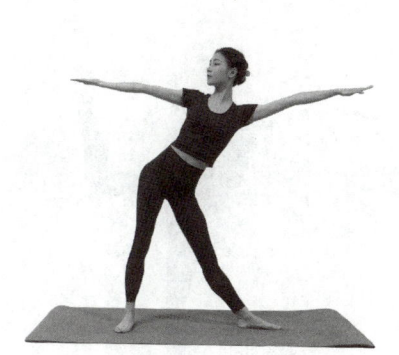
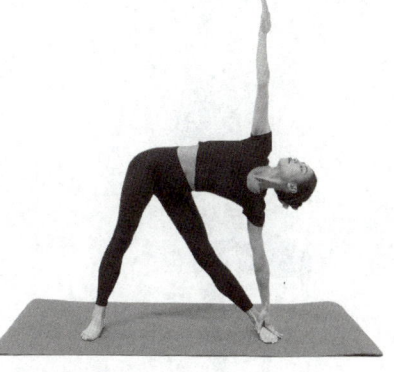

图 8-3-36　三角伸展式

（3）脊柱伸展练习：可选择站立后弓式（图 8-3-37）。
（4）脊柱扭转练习：可选择腰躯扭转式（图 8-3-38）。

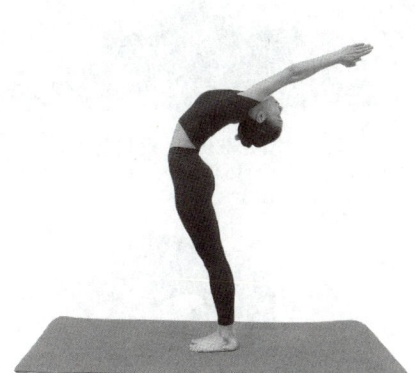
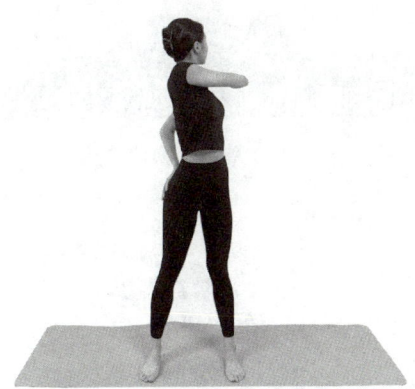

图 8-3-37　站立后弓式　　　　图 8-3-38　腰躯扭转式

4. 平衡姿势练习（5 分钟）

平衡姿势练习可选择树式（图 8-3-39）和舞蹈式（图 8-3-40）。

5. 坐姿瑜伽练习（8 分钟）

（1）脊柱前屈练习：可选择单腿交换伸展式（图 8-3-41）或束角式（图 8-3-42）。
（2）脊柱侧屈练习：可选择体侧屈式（图 8-3-43）或门闩式（图 8-3-44）。
（3）脊柱扭转练习：可选择脊柱扭转式（图 8-3-45）。

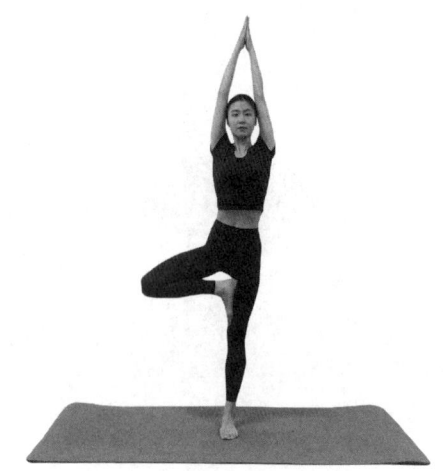
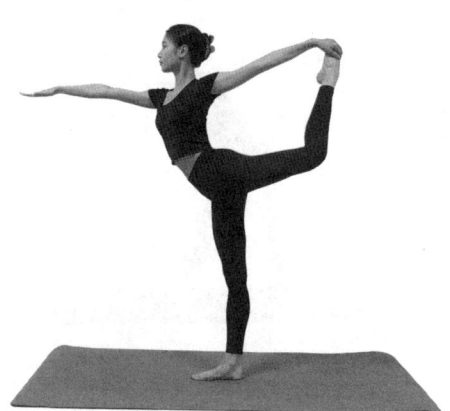

图 8-3-39　树式　　　　　　　图 8-3-40　舞蹈式

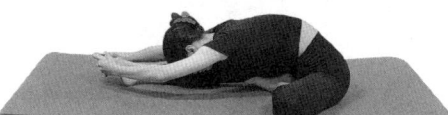
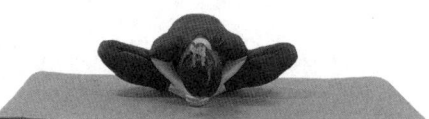

图 8-3-41　单腿交换伸展式　　　图 8-3-42　束角式

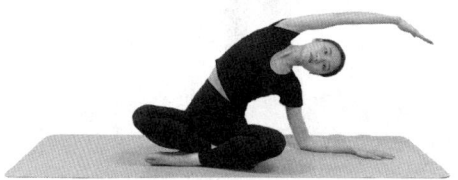
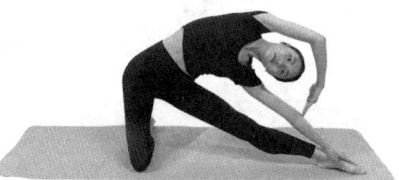

图 8-3-43　体侧屈式　　　　　　图 8-3-44　门闩式

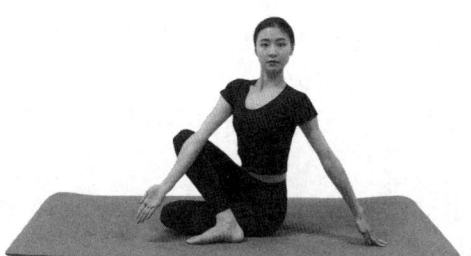

图 8-3-45　脊柱扭转式

6. 跪姿瑜伽练习（5分钟）

跪姿瑜伽练习可选择猫伸展式（图8-3-46）或狗伸展式，也称下犬式（图8-3-47）。

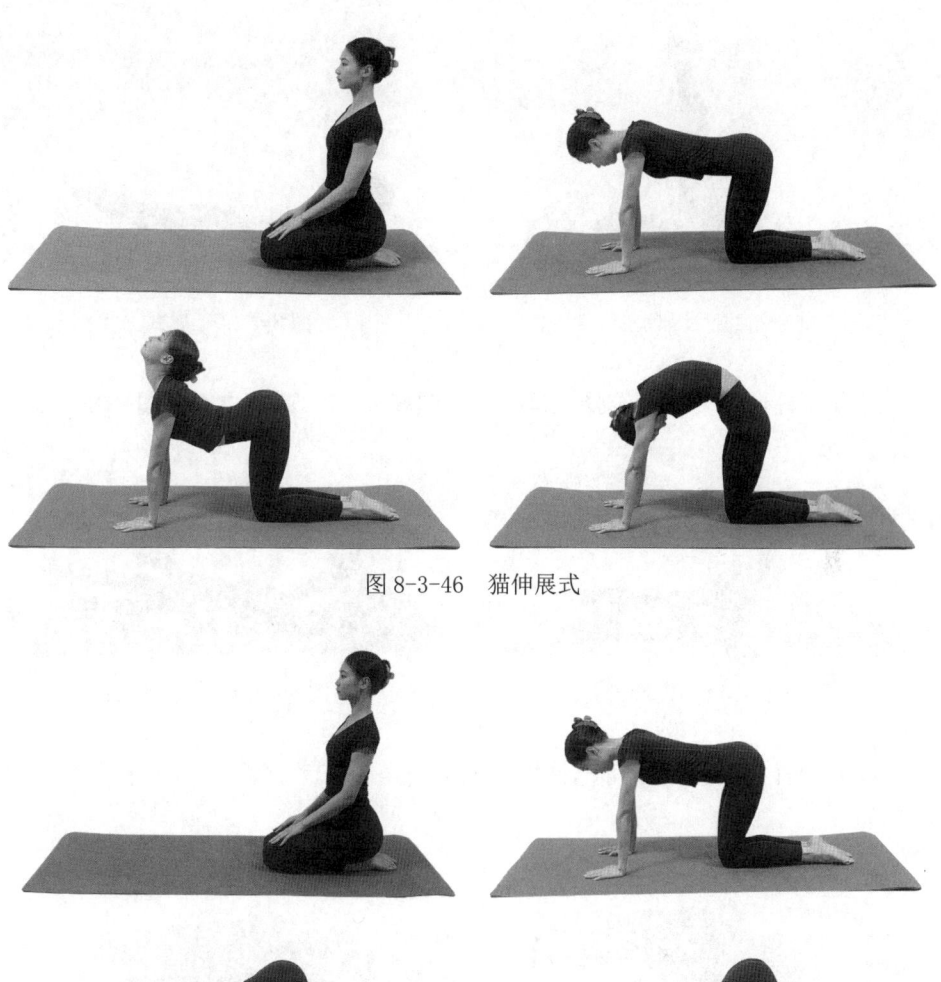

图 8-3-46　猫伸展式

图 8-3-47　狗伸展式

7. 卧姿瑜伽（8 分钟）

（1）脊柱屈练习：可选择上伸腿式（图 8-3-48）或船式（图 8-3-49）。

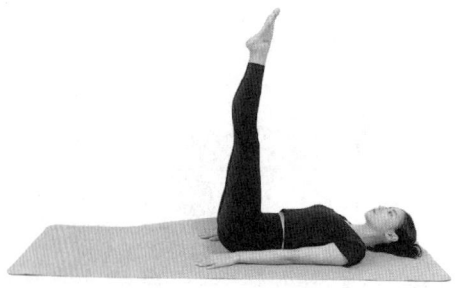
图 8-3-48　上伸腿式

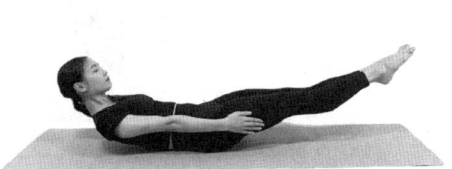
图 8-3-49　船式

（2）脊柱伸练习：可选择眼镜蛇式（图 8-3-50）或蝗虫式（图 8-3-51）。

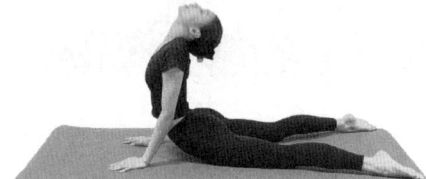
图 8-3-50　眼镜蛇式

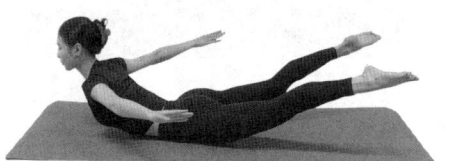
图 8-3-51　蝗虫式

（3）脊柱扭转练习：可选择摇摆式（图 8-3-52）或卧姿单腿扭转式（图 8-3-53）。

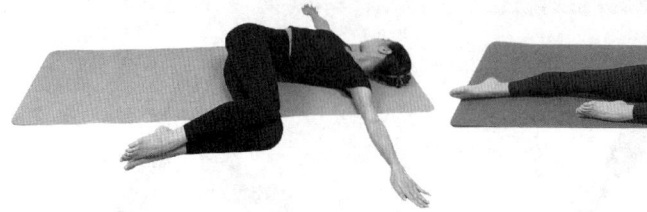
图 8-3-52　摇摆式

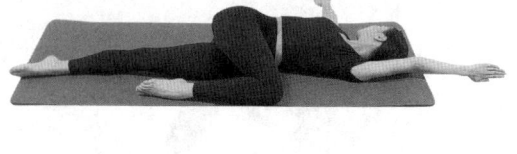
图 8-3-53　卧姿单腿扭转式

8. 倒置练习（4 分钟）

倒置练习可选择犁式的简化练习（图 8-3-54）。

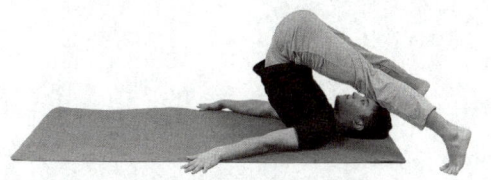

图 8-3-54　犁式

（三）放松练习（5分钟）

上述 10 分钟、30 分钟、60 分钟练习，是为了便于个体自行练习而提供的范例。练习时也可根据自身情况进行增减或调整。

参考文献

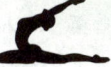

1. 姜桂萍．瑜伽．[M]．北京：高等教育出版社，2009．
2. 荒谷美枝子．健康ヨガ [M]．日本东京：PHP 研究所，2004．
3. 福伊尔施泰恩，佩恩．轻松瑜伽 [M]．王丹丹，等译．北京：机械工业出版社，2006．
4. 帕坦伽利．图解瑜伽经 [M]．瑞斯尼克，嘉娜娃，译．西安：陕西师范大学出版社，2007．
5. 桥本京子．健康瑜伽 [M]．张军，译．北京：中国画报出版社，2005．
6. 莉斯·拉克，蒂姆·古力特．瑜伽治病 [M]．王彩菊，译．哈尔滨：黑龙江科学技术出版社，2007．
7. 柏忠言，张惠兰．瑜伽 [M]．北京：人民体育出版社，1986．
8. ケン・ハラクマ．メンズ・ヨガ [M]．日本东京：PHP 研究所，2005．
9. 艾扬格．瑜伽之光 [M]．丁晋燕，译．北京：世界图书出版公司北京公司，2005．
10. 番场一雄．亿万人瑜伽 [M]．阎海，译．北京：人民体育出版社，1994．
11. 绵本彰．ヨーガの奥義 [M]．日本东京：講談社，2004．
12. 绵本彰．Yoga ではじめる瞑想入門 [M]．日本东京：新星出版社，2006．
13. 黄露慧．生理瑜伽百分魔体 [M]．北京：人民体育出版社，2005．
14. 李秉德．教学论．[M]．北京：人民教育出版社，2001．
15. 刘海兴，等．人体解剖学 [M]．北京：高等教育出版社，2018．

郑重声明

高等教育出版社依法对本书享有专有出版权。任何未经许可的复制、销售行为均违反《中华人民共和国著作权法》，其行为人将承担相应的民事责任和行政责任；构成犯罪的，将被依法追究刑事责任。为了维护市场秩序，保护读者的合法权益，避免读者误用盗版书造成不良后果，我社将配合行政执法部门和司法机关对违法犯罪的单位和个人进行严厉打击。社会各界人士如发现上述侵权行为，希望及时举报，我社将奖励举报有功人员。

反盗版举报电话　（010）58581999　58582371
反盗版举报邮箱　dd@hep.com.cn
通信地址　北京市西城区德外大街4号　高等教育出版社法律事务部
邮政编码　100120

读者意见反馈

为收集对教材的意见建议，进一步完善教材编写并做好服务工作，读者可将对本教材的意见建议通过如下渠道反馈至我社。

咨询电话　400-810-0598
反馈邮箱　gjdzfwb@pub.hep.cn
通信地址　北京市朝阳区惠新东街4号富盛大厦1座
　　　　　高等教育出版社总编辑办公室
邮政编码　100029

防伪查询说明

用户购书后刮开封底防伪涂层，使用手机微信等软件扫描二维码，会跳转至防伪查询网页，获得所购图书详细信息。

防伪客服电话　（010）58582300